人はどう悩むのか

久坂部 羊

講談社現代新書
2755

はじめに

日本は今、「人生百年時代」といわれる長寿国になりましたが、その百年間をずっと幸せに生きることは、必ずしも容易ではありません。特に人生の後半、長生きをすればするほど、さまざまな困難が待ち受けています。

長生きとはすなわち老いることで、老いれば身体は弱り、能力は低下し、外見も衰えます。社会的にも経済的にも不遇になりがちで、病気の心配、介護の心配、さらには死の恐怖も迫ってきます。

そのため、最近ではうつ状態に陥る高齢者が増えており、せっかく長生きをしているのに、鬱々《うつうつ》とした余生を送っている人が少なくありません。

実にもったいないことだと思います。

その状態を改善するには、どうすればいいのか。

身体を鍛え、機能の低下を防ぐためにあらゆる努力を重ねることでしょうか。

ちがいます。老いに抵抗することは、どんどん数が増える敵と闘うようなものです。それならば老化予防に執着するより、早めの和平、すなわち実現可能な状態で満足するほうが理に適っています。

身体が衰えるのは致し方ないとしても、精神的に健康であれば、日々をよりよく生きられるでしょう。病気や障害があっても、経済的に恵まれていなくても、家族がいてもいなくても、精神的に満たされていれば、幸せを感じることができるはずです。「幸せな老後」を実現するのに、何より大切なことは、精神的に満たされること、すなわち、「精神の健康」です。

私は精神科医ではありませんが、福祉系の大学で「精神保健学」を昨年（二〇二三年）まで、十五年間、学生たちに講義をしてきました。

精神保健学とは、文字通り「精神の健康（メンタルヘルス）を保つ」ための学問です。「精神の健康」とは、言い換えれば「毎日を気分よくすごせる状態」です。悩みや不安もなく、社会人、家庭人、個人として、健全な生活をしていることです。すなわちそれは、「幸福」ということで、年齢や地位や財産などに関係なく、生きていく上でもっとも大事なものではないでしょうか。

ところが、ちまたでは無責任な「いつまでも元気で若々しく」とか、「人生まだまだ自分らしく」などの〝きれいごと情報〟が氾濫し、人々の欲望を刺激して、老いの現実を受け入れにくくしています。そんな絵空事に心を奪われていると、いずれ厳しい現実に直面して、せっかくの長生きが悔いと嘆きの日々になりかねません。

老いの不具合や不如意を受け入れるためには、「心の準備」が重要です。しかし、私自身、まもなく七十歳という紛れもない高齢者になって、十分な心の準備がいかにむずかしいかを実感しています。今までできていたことができなくなる、あちこちが痛い、外見の劣化、これまでにはあり得ない失敗、ふいに自覚する加齢臭、誤嚥《ごえん》、ど忘れ、チョロッともれなど、自らに対する失望を、微笑みに変えるのは至難の業です。

それでも、「精神の健康」を害する危険がどのようなところに潜んでいるかをあらかじめ知っておけば、少しは準備もしやすいのではないでしょうか。

そもそも、人はどのようなことで悩むのでしょう。

人はあらゆることで悩みますが、生涯を通じて同じ悩みを持つわけではありません。人生のそれぞれの時期＝ライフステージごとに、人は悩みのタネを抱えます。若者の悩みと高齢者の悩みが、まったく別であることからも明らかでしょう。

本書では、各ライフステージに潜む悩みを年代ごとに解説していきます。ふつうは時系列に沿って、生まれたときからスタートしますが、今回は逆に高齢者の側からたどってみたいと思います。

というのは、今の超高齢社会では、高齢者うつなど、「精神の健康の危機」に直面している人が多いからです。高齢者ばかりでなく、中高年の世代もストレス満載の現代では、精神的に疲れ、迫り来る老いの不安に怯え、取り返しのつかない過去に心を縛られることも少なくありません。

あらかじめ人生に潜む「精神の健康を害する危機」を知っておけば、予防にもなりますし、他山の石として参考にもなるでしょう。青年期、思春期、学童期、乳幼児期とさかのぼっていけば、過去に自分を悩ませた人生のあれこれが、振り返ってみれば取るに足りないものだと思えるかもしれません。そうなれば少しは心も軽くなるでしょう。

多くの読者にとって、青年期や思春期の悩みは過去の問題と思えるかもしれませんが、知識として知ることで、今、子育てをしている子ども世代、さらには成長しつつある孫の世代にも、有用なアドバイスができると思います。

また、若い世代には、これから発生する悩みのタネを予習することで、無用の苦しみを避けることもできるでしょうし、自分の精神を強くするよすがにもなるはずです。

その意味で、本書はあらゆる世代の悩みの予防に役立つように書いたつもりです。

お釈迦さんが唱えた「生老病死」の四苦のうち、「老病死」の三つが襲いかかってくるのが高齢者です。悩みは心に生じるもので、物質や事実のように客観的に存在するものではありません。それなら、事前に悩みのありようを知ることで、実体のない悩みを少しは抑えることができるのではないでしょうか。

せっかく手に入れた長生きを、より気分よくすごす。それが本書の目的です。

目次

第一章　他人事ではない高齢者うつ

うつになりやすい高齢者

少し古いデータですが、「日本老年医学会雑誌」によると、六十五歳以上の人の六パーセントに大うつ病（本格的なうつ病）があり、小うつ病（いわゆるうつ状態）を入れると、一五パーセントに達するそうです（二〇一〇年）。

つまり、高齢者は六〜七人に一人がうつに陥っていることになります。

なぜこれほど多くがうつになるのでしょう。

それは高齢になると、いろいろ不愉快なことが増え、忍耐力も衰え、将来の希望も持ちにくくなるからです。

まず、年を取ると心身の機能が衰え、身体が弱って、それまでできていたことができなくなります。視力低下、聴力低下、味覚低下、筋力低下、反射力低下、性機能低下で、見たり聞いたり食べたりの楽しみが減り、活動性も落ちて、不自由と不如意が増えてきます。

脳の働きも衰え、記憶力低下、判断力低下、順応力低下、集中力低下、持続力低下、忍耐力低下と、低下のオンパレードで、物忘れが増え、勘ちがいも増え、判断を誤ったり、物事が決められなかったり、応用がきかなかったり、ひとつのことが続けられなかったり、ひとつのことにこだわったり、すぐにキレたり、些細なことで苛立ったりもします。

さらには、退職して社会的役割が低下すると、出番がなくなり、人から注目されなくなり、年寄り扱いされて不愉快になり、逆にいたわってもらえなくてガッカリしたり、邪魔者扱いされて腹が立ったり、敬ってもらえなくて悲しかったりもします。

加えて、病気の心配、寝たきりの不安、家族との別れ、忍び寄る孤独、そして最後は死ぬことへの恐怖もあります。

いずれもイヤなことばかりですが、ふつうに考えて、だれにでも起こり得ることばかりです。それをあり得ない不幸に見舞われたように感じるから、うつ状態に陥るのです。

もちろん、長生きは悪いことばかりではありません。仕事や義務から解放され、ゆったりとした時間をすごし、これまでの人生を振り返ったり、子どもや孫の成長を見守ったりして、喜びを感じることもできます。

しかし、経済的な余裕のない人は、自由な時間があっても好き放題には楽しめないでしょうし、お金があっても寝たきりでは動けませんし、お金も健康も不自由なくても、することがなければ何をしていいのかわからず、退屈のつらさを味わいます。

人生を振り返るといったって、まったく悔いのない人生をすごした人は少ないでしょうし、子どもや孫の成長を見守るとしても、関係が常に良好とはかぎらず、子や孫の進学、就職、結婚などに心配や不満があったり、病気やひきこもりや家庭内暴力、不登校やイジメ、非行など、さまざまなトラブルに悩む人もいるでしょう。

長生きには喜びや楽しみもある代わりに、思い通りにならないこともあるのが現実です。いつまでも元気で若々しくというのは万人の望みでしょうが、そればかりに気持ちが向いていると、老いの現実が受け入れにくくなってしまいます。老化による衰えを認めざるを得ない状況にぶちあたったとき、心の準備がないと、苛立ちや落胆、納得できない思い、嘆き、悲しみ、憤りなどで精神が疲弊して、気づけばどっぷりうつに浸っているということになりかねません。

ですから、長生きに伴って起こり得る不具合を、前もってイメージしておくことが大切です。それもできるだけ多く、できるだけよくない状況を想定するのがよいでしょう。

イヤなことを考えるのは、楽しくありませんし、それこそうつのきっかけになると思う人もいるかもしれませんが、能天気なまま日々を送っていることのほうが危険です。長生きをすればするほど、さまざまなイヤなことが押し寄せてくるからです。

「うつ」とはどういう状態か

自分がうつなのか、それとも単に気分がふさいでいるだけなのか、不安になる人もいるでしょう。医学的には「うつ病」の診断基準は次のようになっています。

①一日中、気分が落ち込む。
②何事にも興味が湧かず、喜びを感じられない。
③食欲がなくなり、体重が減る。
④よく眠れない。
⑤焦って落ち着かず、じっとしていられない。または身動きが取れない。
⑥疲れやすく、気力が出ない。
⑦自分には価値がない、何かあると自分が悪いと思う。

⑧物事に集中できず、ものを決められない。
⑨この世から消えてしまいたいとか、死にたいと思う。

このうち①または②を含む五つ以上に当てはまると、うつ病と診断されます（③と④については逆の場合、すなわち過食で体重が増えるとか、寝すぎるということも含まれます）。

ほかにもくよくよして、何もできず、一日ぼーっとして何も考えられないとか、頭が働かない（「思考渋滞」といいます）とか、元気が出ず、嬉しいことがあっても気が晴れないとか、ほとんど口もきかないなどの症状もあります。

また、本来のうつ病の特徴として、「日内変動」と「自責傾向」があります。日内変動は、午前中に症状が重く、午後から夕方にかけてやや軽快するというものです。午前中にはまた一日を生きなければならないという精神的な負担があり、夕方近くになると、やれやれ一日が終わるという安堵があるせいだと考えられます。

自責傾向とは、⑦にもある通り、悪いことはすべて自分の責任だと考えて、罪悪感を抱くことです。

いずれも高齢者のうつにも共通していますから、逆に言うと、朝から晩までずっと調子が悪いと言う人（日内変動がない）や、調子が悪いのをだれかのせいにする人（自責傾向がない）は、うつ病ではないことになります。本格的なうつ病になると、ほとんどしゃべらなくなりますから、愚痴を言い続けている人はいくら憂うつそうでも、うつ病ではないことになります。

厳しい言い方になりますが、そういう人は病気ではなく、性格の問題です。

うつ発症のきっかけ

「精神の健康」には性格の影響も大きいですが、よほど楽天的か、理性的か、無頓着でないかぎり、高齢になってから心安らかにすごすのは困難だと思われます。長生きをすればするほど、うつ発症のきっかけが山積みだからです。

具体的には以下のようなものがあります。

・退職して仕事がなくなる

まじめに仕事一筋で働いてきた人に多いパターンで、仕事のない生活をイメージしてこなかったため、自分の存在意義を見失うとか、何をしていいのかわからない空虚感から落ち込みます。

定年退職後の状況をリアルに想像しない人は、いざ体験すると、意外なほど精神的な打撃を受けることも少なくありません。

・配偶者の死

二人で暮らしていれば、どちらかが先に亡くなるのは当然です。それがイメージできていないと、残された側は深く落ち込みます。仲のよい夫婦は特に危険で、それまでの幸福が一挙に暗転します。互いに自立しているとましですが、依存し合っている場合は危険性がいっそう増します。

子どもたちとの関係が良好で、親しい友人や知人がいると救われますが、ひとりで受け止めなければならない場合は、克服はむずかしくなります。

・同世代の知人や友人の死

みんないつまでも元気でいるなどと思っていると、訃報にショックを受けることになります。急に死を身近に感じて絶望し、うつになるケースもままあります。人は人、自分は自分と、日ごろから理性的に考えておくことが大切です。

・麻痺や不自由を伴う病気

カフカの『変身』の主人公、グレゴール・ザムザがある朝起きたら毒虫に変身して、一挙に不自由な状態になるのと同じく、脳梗塞や脳出血による麻痺は、あるとき突然起こります。原因は動脈硬化によって、血管が詰まったり破れたりすることです。

発症した多くの人が、そんなことになるとは思っていなかったと言います（思っていたら前もって治療や予防をするでしょう）。リハビリで回復する人もいますが、そうでない場合、麻痺や不自由を受け入れられるかどうかが鍵となります。受け入れられないで、嘆いたり悔やんだり苛立ったりしていると、うつの危険が高まります。

・身体の機能低下

老いれば身体的機能が衰えるのは当然ですが、頑強に抵抗している人は、人前でつまずいてこけたり、自転車で倒れたり、椅子から立ち上がれなくなったりしたとき、「ああ、もう若くないのだ」という嘆きが湧き上がります。尿もれや誤嚥、咳き込みや息切れなども、老いの惨めさに直面させられ、屈辱を感じて落ち込んだりします。

・環境の変化

介護施設等《とう》への入所や、子ども世代の家に引き取られるなど、生活の環境が変わると、思いがけない落ち込みにつながることがあります。

子ども世代は、親孝行として住む場所を変えさせることも多いですが、若い世代が新居に移るのとはちがい、この転居は人生のラストステージ、死への接近を無意識のうちに感じさせ、うつ発症のきっかけにもなります。

・些細な失敗や不如意

物忘れ、言いまちがい、食べものをこぼす、ものを落とす、壊す、置き忘れる、なくす、頼まれごとを忘れる、物事を決められない、判断をまちがう、片付けができない、よけいなことを言ってしまう、くだらないことでキレてしまうなど、日常の些細な失敗に深く傷ついて、うつになる人もいます。

さっさと動けない、歩くとすぐ疲れる、眠りも浅い、便秘や下痢に悩み、耳鳴りやめまいや頭痛や肩凝りに苦しみ、目がかすみ、耳が遠くなって会話に入れず、背中が曲がり、関節が痛み、脚がむくみ、動悸と息切れが続くなど、日常生活の不如意に耐えられず、うつに陥る人もいます。

・その他

熟年離婚、家庭内別居、仮面夫婦、家族や知人との諍《いさか》い、家族の介護や看病、ひきこもりや失職や事故、家族のトラブル、経済的困窮、がんやパーキンソン病、脊髄小脳変性症などの病気、自分に対する失望、落胆、悲哀など、若いときには日常に紛れて乗り越えられていた困難も、高齢者は克服力が低下している上に、くよくよ考える時間的余裕がありすぎて、うつにつながる危険があります。

特にきっかけとなることがなくても、老いてしまったというだけで、うつになりやすい状況にあるといえます。

うつのサイン

高齢になると、自然な老化による衰えと、病気による症状の見分けがむずかしくなります。一日中、憂うつそうにしていたり、興味を失ってテレビを見なくなったり、あるいは思考渋滞で考えがまとまらないなどの訴えがあっても、年を取ればそういうものだろうと、本人も家族もうつに気づかないことが少なくありません。

また、高齢者のうつには食欲がないとか、便秘、頭重感や倦怠感など、身体症状が前面に出て、一見、うつと思えない場合もあります。これは「仮面うつ」と呼ばれ、病院に行っても、精神科ではなく内科にかかっていたりします。

高齢者のうつのサインには、以下のようなものがあります。

・着替え、入浴、散歩など、これまでの習慣をしなくなる。
・趣味や好きなことへの興味がなくなる。
・身体の不調や認知症などへの心配が強くなる。
・集中力が落ち、テレビや新聞を見続けられない。
・辻褄の合わないことを言いだす。
・口数が減り、ぼーっとしている。
・死にたいとか、早くあの世に行きたいなどと言いだす。

徐々に症状が進行する認知症と異なり、うつは比較的早い時期から症状が明白に現れるので、ふだんとようすがちがうと感じたときは、うつを疑う必要があります。

身体症状が前面に出ていても、検査などで異常が見つからない場合は、うつの可能性が高くなります。しかし、自然な老化現象でも似たような症状が出るので、見極めは簡単ではありません。

うつと仮性認知症

高齢者がうつになると、考えるのが億劫になって、反応が鈍くなったり、わけのわからないことをつぶやいたり、あるいは受け答えがおかしいなどの症状が現れるため、認知症と混同されることが少なくありません。

実際、うつになると、思考力、記憶力、集中力、判断力などが低下して、認知症とよく似た状態になったりします。これを「仮性認知症」といいます。

うつによる仮性認知症と、本来の認知症の見分け方は表の通りです。

	仮性認知症	認知症
進行の速さ	比較的急速	徐々に進行
初期症状	気分の落ち込み・興味の喪失など	物忘れなど
病気の自覚	あり	なし
食欲	低下または亢進	拒食・異食(1)・過食
睡眠	不眠・早朝覚醒	ときに昼夜逆転
質問への答え	答えない	適当に答えたり、はぐらかしたり
感情	自責・希死念慮(2)	被害妄想・多幸症・感情失禁など
日内変動	あり	なし
脳の画像検査	異常なし	萎縮などの異常あり

(1)ティッシュや醤油など飲食にふさわしくないものを飲み食いすること
(2)理由もなく死にたいと思うこと

仮性認知症はうつの治療によって症状が改善する可能性があります。メディアなどで、うつによる仮性認知症を「治療可能な認知症」と書かれることがありますが、これは正しくありません。正常圧水頭症（脳脊髄液が過剰になって、脳を圧迫する状態）による認知機能低下も同じく、もともと認知症ではないので、原疾患の治療で改善するのです。

本来の認知症は、現在の医療では治りません。

うつの治療

うつの治療には大きく分けて、精神療法と薬物療法があります。

精神療法はいわゆるカウンセリングです。励まさない、否定しないが原則であるのは、一般にも知られているでしょう。「頑張れ」とか、「クヨクヨするな」「考えすぎるな」等を言わないことです。逆に、「もう頑張らなくてもいいよ」とか「ゆっくり休めばいい」と相手を許容し、「つらい」「苦しい」「惨めだ」などという言い分にも、「そうだね」と同意し、「迷惑をかけて申し訳ない」「生きている意味がない」「死んでしまいたい」などの言葉にも、「大丈夫」「心配しなくていい」「つらいんだね」など、優しく接することが肝要です。

これらの対応は甘やかしと紙一重で、逆にうつを長引かせるのではと危ぶむ人もいるでしょうが、うつに陥った人は精神的にヘトヘトになっていることを、周囲も理解する必要があります。

しかし、高齢者の場合は、ゆっくり休みすぎて身体を動かさない時間が長くなると、筋力が衰え、廃用症候群（使わないことによって機能が失われる状態）になる危険性もあるので、ようすを見ながら活動を促すことも必要になります。

廃用症候群を心配しすぎて早めに活動させると、また精神的に疲れる危険もあるので、家族や周囲にとっては痛しかゆしでしょう。何事も多くを望まないことが肝要です。

薬物療法は抗うつ剤で行います。うつのメカニズムには、脳内神経伝達物質のセロトニンやノルアドレナリンが関わっていますから、これらの減少を防ぐため、再取り込み阻害剤などが使われます。

抗うつ剤がうまく効くと、心が落ち着き、不安が解消され、気分的に高揚して元気が出ます。どれくらい効くかは人によってちがいますし、また、薬漬けになる危険性もあるので、注意する必要があります。

抗うつ剤は本来的なうつ（特に原因もなく憂うつになる）に対する薬なので、反応性のうつ（いやなこと、つらいことがあって憂うつになる）にはあまり効きません。老化による衰えに悲哀を感じてうつになっている人は後者ですから、抗うつ剤の効果は限定的となります。若さを取りもどせれば、うつも解消するでしょうが、若返りの薬が発明されないかぎり、無理というものです。

うつの予防

高齢者のうつの予防には、次のようなことが勧められます。

・常に新しいことに興味を持ち、チャレンジする気持ちを大事にする。
・若い人を含む他人との関わりをできるだけ保ち、積極性を大切にする。
・老化に負けないよう適度な運動を心がける。
・散歩や買い物、映画や美術鑑賞などで気分転換をはかる。
・退職後も学びの場やボランティアなどに参加し、社会とのつながりを維持する。
・趣味や好きなことを続ける。
・家族との死別や重病等、重大な精神的打撃を緩和するための支援体制を整える。
・ある程度、規律のある生活を続ける（万年床、着替えや洗顔や入浴をしない、不規則な食事、昼間からの飲酒などを避ける）。
・糖尿病や高血圧など、生活習慣病を予防・治療する。
・フレイル（加齢による心身虚弱状態）を避けるため、栄養価の高い食事を心がける。

書いておきながら憚《はばか》られますが、以上は教科書的な予防法で、私はあまり推奨したいとは思いません。なぜなら、これらはすべて老いのマイナス面を拒否する方向に向いているからです。

いくら拒否しても、老いによる衰え、不具合、不如意は増すばかりです。それを受け入れられないから、嘆き、悲しみ、絶望してうつに陥るわけです。

私が高齢者医療の現場で接した人の中で、うつにならず気散じに暮らしている人は、決して前向きだったり、積極的だったりはしていませんでした。衰えや不具合があっても、「年を取ったらこんなもん」と、現状を受け入れる心の持ち主です。

つらい現実をなぜ受け入れられるのか。それはあらかじめ心の準備ができているからでしょう。年を取ったら身体が弱り、目も耳も疎くなり、動作も鈍り、いろいろなことがダメになる。病気で半身不随になったり、もうろくして物忘れが激しくなったり、寝たきりになったりして、最後は死を迎える。そういうごく自然で当たり前のことを心得ている人が、うつになどならず、平穏に老いていました。

ほんとうにうつを予防したいのなら、欲張らず、執着せず、ありのままを受け入れる気持ちを持つことが、もっとも有効だと私は思います。

第二章　うつだけではない高齢者の悩み

老年期の三大喪失体験その① 身体機能の喪失

精神保健学の講義では、各年代（ライフステージ）における「精神の健康」について話していました。

老年期（六十五歳以上）では、まず三大喪失体験というのが問題になります。

第一は前章にも書いた身体機能の喪失です。

老いればさまざまな機能が衰えます。老眼では細かい文字が読みにくくなるだけでなく、動体視力や暗順応の低下が見られ、夜の運転やトンネルの出入りで車の事故の危険性が高まります。

聴力の低下では、音が聞こえにくくなるだけでなく、気配も感じにくくなり、音は聞こえるけれど、どこから聞こえるのか、あるいは会話でも何を言っているのかが聞き取れなくなったりします。これは脳の認識力が落ちるためで、若者の早口（若者にはふつうの速さ）などが聞き取りにくくなります。音は聞こえているので、この機能低下に補聴器は役に立ちません。

ほかにも歯の脱落、嚥下機能の低下、平衡感覚の低下、筋力低下、性機能低下などで、硬いものが嚙めないとか、誤嚥が増え、ふらついたり、つまずいたり、男性は性的不能、尿のチョロッともれ、女性は骨盤底筋群の緩みで腹圧性尿失禁、子宮脱（子宮が膣から股間にはみ出る）になったりします。

免疫機能の低下で病気になりやすく、感冒が悪化して肺炎になり、呼吸機能、心機能の低下で息切れや動悸、脳機能の低下で物忘れや勘ちがい、思考渋滞などが起こり、移動機能の低下でひきこもったり、骨粗鬆症《こつそしょうしょう》で骨折しやすくなったり、生活習慣病も悪化して、「病気のデパート」と呼ばれる状態になったりします。

老化は普遍的（だれにでも起こる）ですが、個人差があるので、自分は大丈夫と思いがちです。しかし、老化を免れる人はいません。

老年期の三大喪失体験その②　社会的・経済的喪失

二番目は社会的・経済的喪失体験です。

退職や引退で仕事をやめると、社会的な地位、および家庭での立場が失われ、収入も減るため、前もって心の準備をしておかないと、思いがけない喪失体験に苦しむことになります。

配偶者や友人など、親しい人との死別もあり、子どもや孫の独立による離別、些細なことから関係が悪化して疎遠になったり、施設入所や子ども世代との同居による環境の変化が思いがけないストレスになることもあります。

独り暮らしやひきこもりで生活の規律が緩むと、万年床、着たきりスズメ、放置台所、ゴミ屋敷などになり、健康面で不安な状況になります。これを精神保健学では「隠遁症候群」といいます。

仕事をやめて自由になると、時間的な余裕は増えますが、経済的、体力的余裕がなくなり、せっかくの自由時間をうまく使えないようになりがちです。

老年期の三大喪失体験その③　性格の変化

三番目の喪失は性格の変化です。

むかしから年を取ると人間が丸くなるなどといわれますが、それはせいぜい七十歳くらいまでで、それ以後は体力の低下とともに忍耐力や自制心、寛容力も弱って、キレやすくなったり、すぐ弱音を吐いたり、少しの我慢もできなくなったりします。

意欲の減退、興味の喪失、関心の低下などで活動性が落ち、逆に心配や不安が増大して、消極的、怠惰、面倒くさがりの傾向が強まります。

過去に得た知識や経験に依存するため、保守的、内向的になり、予期不安（まだ起こっていないことをあれこれ心配する）も高まります。

現実を受け入れて、老いに対して理性的であれば問題は起こりにくいですが、自らが弱ることで、嫉妬や猜疑心、事実否認、自己憐憫などが強まり、老人であることを盾に、わがまま、頑固、自己中心的行動が増えたりもします。

高齢になれば、もともとの悪い性格もいっそう強化され、意地悪、不機嫌、神経質、弱気、身勝手、独善的、説教好き、おしゃべり、ネガティブ思考、投げやりになる高齢者も少なくありません。

老いを認めない悩み

ここからは高齢者の悩みを具体的に見ていきましょう。

まずは老いを認めないことによる悩み。

だれしも自分が年を取ったことを認めるのはイヤなことでしょう。

現在、私は健診センターでの診察を担当していますが、問診で自分の老いを頑として認めない高齢の受診者さんがときどきいます。

「健康上、気になることはありますか」と聞くと、いろいろ身体の不具合を訴えるので、「それは自然な老化現象ですね」と言うと、「そんなことはないでしょう。私はまだ七十歳ですよ」などと、顔を強張らせて否定するのです。

私の妻の友人は、「もう高齢者なのだから」と言うと、「失礼な」と怒るそうです。年齢は七十二歳です。「でも、高齢なのは事実でしょう」と妻が突っ込むと、「事実でも言われたくない」との返事。事実にも認めてもいい事実と、そうでない事実があるようです。

「まだまだ若い者には負けん」とか、「七十歳はまだ青春」などと、自らを奮起させている人は、いずれ老いとの苦しい闘いを強いられることになります。若いころから節制をして、健康に気をつけている人ほど、努力してきた分、老いを受け入れにくいようです。

自然な老化は認めたほうが楽になりますが、かく言う私も自分の写った写真を見ると、不自然に胸を張っていたりします。老人と見られたくないという思いが表れているのでしょう。無理に背筋を伸ばしている時点で、すでに老いているということです。

若い人はそんなことはしませんから。

薄毛も五十代あたりは気になって、地肌を隠そうと、塗ったり吹き付けたり振りかけたりしていましたが、六十代半ばごろから何もしなくなりました。年齢が薄毛を追い越したので、この年ならこれくらいでいいと受け入れられたからです。

したいことができない悩み

私の母は九十三歳で亡くなる四日前まで独り暮らしをしていましたが、身体が弱って、したいことができないのをよく嘆いていました。

したいことといっても、旅行をしたり、外食したり、買い物に出かけたりということではなく、庭の草引きができないとか、風呂の掃除ができない、冬物と夏物の入れ替えができない、孫や曽孫《ひまご》の誕生日にプレゼントを用意できないなど、ごく慎ましやかなものでした。

母は脚が弱って外出できなくなったあと、ボロ切れで布ワラジを作ったり、新聞のチラシで封筒やポチ袋を作ったりするのが楽しみでしたが、それも徐々にできなくなり、目も疎くなって新聞が読めなくなり、耳が遠くて若い者の会話がほとんど聞こえなくなり、テレビドラマも筋が追えなくなり、日記をつけるのにも手が震えてまともな字が書けなくなったと嘆いていました。

赤ん坊は成長するに従い、次々とできることが増えていきますが、高齢者は老化するに従い、次々とできることが減ります。成長も老化も同じ時の流れなので、あらかじめそういうものだと思っておかないと、情けない思いにさいなまれます。

周囲に迷惑をかけたくない悩み

寝たきりになったり、認知症が進んだりして、家族や知人に迷惑をかけたくないと思っている高齢者は多いようです。自分は親の世話をするけれど、子どもには世話をかけたくないという思いは、日本人ならではの美徳です。欧米の合理主義では、自分が親の世話をしたら、子どもにも世話をしてほしい、親の世話をしないのなら、子どもも自分の世話をする必要はないと考えるでしょうから。

在宅医療で診ていたある高齢女性は、自分の死後、部屋の片付けや整理で娘に迷惑をかけたくない、いらないものを捨てて負担をかけないようにしたいのだけれど、身体が思うように動かないと嘆いていました。

女性があまり嘆くので、私は「高齢になると思い通りにいかないことも増えますからね。迷惑をかけたくないという欲望に執着していると、苦しいばかりですよ」と宥《なだ》めました。すると、彼女は「迷惑をかけたくないというのが欲望なんですか」と、さも心外そうに言いました。彼女にとっての欲望は、お金持ちになりたいとか、ほめられたいとか、おいしいものを食べたいとかいう私利私欲に関わるものだったようです。

家族に迷惑をかけたくないという思いは、善意にはちがいありませんが、やはり欲望の一種でしょう。欲望といって悪ければ、自分の都合です。だから、それが叶えられないと苦しむのです。

寝たきりになりたくないとか、認知症になりたくないとかも、欲望にはちがいなく、残念ながらそれが叶えられるか否かは、神のみぞ知るということになります。

リハビリの悩み

リハビリは病気や怪我で低下した機能を回復させるための訓練を指します。骨折などの怪我に対するリハビリは、元通りになる可能性が高いですが、病気による麻痺や老化による機能低下は、残念ながら元通りになる可能性は高くありません。

脳卒中のリハビリの医療保険適用は、発症後六ヵ月以内と決まっています。それ以上、続けても効果がないからです。この時点で、元通りになりたい、なれると思っている患者さんは悩むことになります。

理学療法士（PT）に聞くと、リハビリをはじめる前には回復可能なゴールを決めるそうです。その状態まで回復すると、リハビリは終了となります。たとえば上肢の麻痺なら、自助スプーンで食事ができること、下肢の麻痺なら装具をつけて杖歩行ができることなどがゴールです。

ところが、患者さんが考えるゴールは、箸で食事ができる、杖なしで歩ける、つまり元通りになるということで、PTも患者さんもこのギャップに悩むことになります。

私が在宅医療で診ていた七十七歳の男性は、脳出血で右手に麻痺があり、箸が持てるようになりたいと熱心にリハビリを続けていました。しかし、麻痺は重度で一向に改善せず、関節が拘縮して、爪まで変形していました。

「こんなに頑張っているのに、なんでこの右手は言うことを聞いてくれんのや」と、男性は怒り、思い通りにならない右手をテーブルに打ちつけたりしていました。

「そんなにお箸を使いたいのなら、左手で持つ練習をしたらどうですか」と提案すると、「箸は右手で持つものです」と一蹴されました。世の中には左利きの人もいるし、左用のトレーニング箸もあるのに、頑として右手の箸にこだわっているのでした。

リハビリで頑張って、日常を取りもどしたい、麻痺や機能低下のある高齢者の願いは痛いほどわかりますが、現実には厳しいものがあります。

そのとき、やるだけやったのだから仕方がないと受け入れるのと、これだけやったのになぜダメなのかと悔やむのか。どちらが心安らかでいられるかは、明らかでしょう。

完全主義者の悩み

私が在宅医療で診ていた七十六歳の女性は、重度の認知症とパーキンソン病のため、目は開いていますが受け答えはゼロで、手や口の振戦（細かく震える状態）があるのみでした。

彼女を介護していたのは二歳年上の夫で、自身も大腸がんで手術を受けた身でありながら、何でも完璧でないと気がすまない完全主義者でした。

寝たきりになったら妻がかわいそうと言って、食事の度に無理やり座らせ、消化がいいように軟らかく煮た手作りの料理を、ひと匙ずつ、毎回二時間ほどもかけて食べさせていました。インスタントの食品は使わず、出汁も鰹節を削って取るという徹底ぶりです。

訪問看護師やヘルパーも入っていましたが、心のこもった介護は身内でないとできないと、自分が率先して行い、ショートステイを利用しても、施設の食事は妻に合わないと、三度の食事を持参して、自分が食事介助をしていました（何のためにショートステイを利用していたのかよくわかりません）。

排泄もおしめはかわいそうと、定期的にトイレに座らせ、ウォシュレットで洗浄したあとはトイレットペーパーで拭くだけではなく、送風でしばらく乾かしてやるとのことでした。

私が診察をして、「呼吸音はきれいですよ」と言うと、「そうですねん」と応えるので、なぜわかるのかと聞くと、引き出しから聴診器を取り出したのには驚きました。通販で高価な医療用のものを購入していたのです。

喀痰《かくたん》の吸引も、訪問看護師にやり方を聞いて、自分でやっていましたが、ゴロゴロ音が完全に消えるまでやろうとするので、やりすぎて粘膜から出血させることもありました。

やがて、奥さんは誤嚥するようになり、何度か誤嚥性肺炎を起こしたので、致し方なく胃ろうを装着すると、市販の流動食などは使わず、自分で料理したものをミキサーで液状にして注入していました。栄養を摂らせなければという思いで、勢い多く入れすぎ、食道に逆流させ、また誤嚥性肺炎を起こして、何のために胃ろうにしたのかわからないこともありました。

褥瘡《じょくそう》（床ずれ）の予防も完璧で、夜中でも二時間ごとの体位変換を怠らず、奥さんの皮膚はやせて薄いながらも、いつも良好な状態でした。

舌の苔も気になるようで、頻繁に手製の綿棒で拭っていましたが、「水でするよりパイナップルの汁がきれいになります」と言い、それも市販のジュースではダメで、毎度、生のパイナップルを搾っていました。

それでも奥さんの状態は徐々に悪化し、やがて完全に無言無動となり、排泄も尿は尿道カテーテル、便はおしめで取るようになりました。夫自身も介護疲れが出て、脚がむくみ、顔が土気色になって、訪問した私にビタミンの注射を求めることもありました。

「このままワシが弱ったら、こいつの世話はだれがするのかと思うと、元気なうちにカタをつけて、ワシもあの世へ行こうかと思います」

そんな物騒なことを言うので、ケアマネジャーと相談して、なんとか奥さんを施設に入れるよう説得しましたが、夫は受け入れませんでした。

私は彼女の主治医を七年しましたが、クリニックを退職することになり、最後まで診ることができなかったのが心残りでした。夫は若いときから常に完璧を目指し、何事も努力で解決してきたので、奥さんの介護も同様にと思っていたようです。そばで見ていて痛々しいものがありました。

プライドがもたらす悩み

以前、デイケアを併設したクリニックに勤務していたとき、歌やゲームに率先して参加する陽気な男性がいました。パーキンソン病のためヨチヨチ歩きで、トイレでは毎回、尿をこぼします。あるとき、掃除をする看護助手が、「○○さん、もう少し前に立ってオシッコをして」と注意すると、男性は「わかっとる。こぼさんかったらええんやろ」と、顔を真っ赤にして怒りました。そして、次の週からデイケアには来なくなりました。プライドが傷ついたのでしょう。

高齢者にとって排泄は由々しき問題で、ある高齢男性は、夜中にトイレに行くとふらついて尿をこぼすので、妻に尿瓶《しびん》を使わされていると不満顔をしていました。しかも、尿瓶の口に男性器がうまく入らず、ふとんを濡らしてはまた妻に怒られ、「もう死んでしまいたい」と嘆いていました。

九十三歳で亡くなった私の母は、尿もれがひどくなってもガンとしておしめは使わず、最後まで尿取りパッドで凌ごうとしていました。戦中育ちのため、もったいない意識が染みついていて、少しもれたくらいでは尿取りパッドを替えません。それで参加していたデイサービスで、「におう」と言われ、かなり落ち込んでいました。

母はプライドが高く、脚が弱ってもなかなか杖をつこうとしませんでした。膝関節が変形してようやく杖を持ちましたが、車椅子は断固拒否。車椅子に乗るくらいなら、家でじっとしているほうがましと思っているようでした。

逆に八十七歳で亡くなった私の父は、プライドなど気にしない性格で、早くから杖もつき、おしめも平気、車椅子も楽でいいと抵抗しませんでした。

プライドは往々にして高齢者を苦しめます。デイサービスでも、食事や入浴時などに下手に手伝うと、「自分でできる」と怒る人がいます。親切に対して怒ったことは自覚していますから、当然、気分はよくありません。プライドが高いと謝ることもできず、イライラが募ります。

電車やバスで若い人から席を譲られそうになり、「年寄り扱いするな」と怒る高齢者もプライドに苦しめられるタイプです。

介護施設でヘルパーから「おばあちゃん」と呼ばれて、「わたしはあなたの祖母ではありません。名前で呼んで下さい」と求めた生まじめな女性も、自らの老いを嘆いていました。

私も車の運転をしていて、妻に「車線をはみ出てるよ」とか、駐車するとき「もっと真ん中に停めたら」などと言われるとムカつきます。プライドの高さと、運転が下手なことの自覚がそうさせるのでしょう。プライドを捨てられたらどれだけ楽かと思います。

世の中の変化に対する悩み

高齢者は長く生きてきた分、世の中の変化にも直面しなければなりません。

たとえばＩＴの進歩。私の世代ではパソコンまではなんとか使えても、スマホの新機能やＡＩになると使いこなせない人が多いのではないでしょうか。

昭和の時代に育った者として、今、世間には「不適切」とされることがあちこちに拡がり、いつ地雷を踏むかと恐れつつ生きなければなりません。

私は煙草を吸いませんが、喫煙者はそうとう肩身の狭い思いをしているはずです。公共の場での喫煙はもちろん、家庭内でも副流煙が嫌われ、喫煙習慣のある人はベランダや庭に出ざるを得ません。私が学生のころは、通勤の電車内や映画館でも紫煙が漂っていたものですが。

ハラスメントという言葉も猛烈な勢いで増殖し、セクハラ、パワハラ、モラハラなどメジャーなものから、アカハラ（アカデミック──）、マタハラ（マタニティ──）、ドクハラ（ドクター──）、ジタハラ（時短──）、リモハラ（リモート──）など、新規参入が相次いでいます。

パワハラで驚いたのは、若手社員が上司に叱られて無断欠勤したら、若手が無断欠勤するような叱り方をした上司が管理部から注意されたという話。

私も勤務していた大学で、学生による講義評価のコメントに、「上から目線で話すのがいや」と書かれたことがあります。こっちは教授でそっちは学生だろと思いましたが、それでは時代の流れに反するのでしょう。

女性の髪型をほめるとか、結婚や妊娠の話題、ちゃんづけでの呼びかけもセクハラとされるらしいので、女性相手の会話は緊張します（ここで「若い女性相手」とするとまた不適切になります）。

新聞の人生相談に、美術館での解説ボランティアをしていた七十代の男性が、小学六年生の男児に、励ましのつもりでポンと肩を叩くと、監視の職員から「児童の身体を触らないで」と注意され、痴漢行為のように言われたのが納得できないというものがありました。回答者は「マナーやふるまいの善し悪しは、時代とともに変化するので、世の中の動きに合わせるしかありません」と答えていました。若いころには問題なかったことが、いつの間にか「不適切」となり、高齢者は戸惑わざるを得ません。

編集者や校正者に文章を直され、無意識の差別や偏見に気づかされることがあります。そんなつもりはなくても、傷つく人がいる、不快に感じる人がいる、見下したような表現はＮＧなのです。指摘されると、なるほどと反省しつつも、私自身、悪気はないのにと、傷ついたり不快に感じたりします。

最近では「マンスプレイニング夫」なる言葉を目にするようになり、新たな緊張を強いられています。これは「マン（男）」＋「エクスプレイン（説明する）」の造語で、「説明したがる夫」という意味らしいです。女性を無知だと決めつけ、上から目線であれこれ説明したがる男性を批判する用語です。

私も妻にいろいろ話したり説明したりするので、背筋が寒くなりました。たしかに人に説明することには、無意識の優越感や快感が潜んでいるようで、私の知り合いの医者や大学教授にも、おしゃべりが多いです。

この言葉を知ってから、口を開く前に、妻はこの話を聞きたいと思うだろうかと考えるようになりました。おかげで、夫婦の会話がずいぶん減りました。

敬老精神の衰退に対する悩み

現代の高齢者が若かったころには、高齢者を敬うのは当たり前のことでした。高齢者は人生の先輩であり、多くの有益な経験と知識を持ち、人格的にも優れていると考えられたからです。

高齢者の経験が有益だったのは、時代の変化が緩やかで、同じような問題やトラブルが繰り返されていたからでしょう。経験のある高齢者が、若者に解決策を伝授していました。すると、若者は「さすが」となり、自然に高齢者を敬う気持ちが芽生えました。

今は時代の変化が急峻で、次々と新しい問題が生じるため、過去の経験はほとんど役に立ちません。むしろ時代遅れ、的はずれとなって、若者には相手にされないばかりか、逆に評価を下げることになりかねません。

特にパソコンやスマホの使い方は、若者のほうが詳しく、年配者が教えを請うのがふつうです。教えてもらってもついていけず、覚えてもすぐに忘れ、同じことを何度も聞き、若者をうんざりさせることもまれではありません。

そんな状況で、若者に高齢者を敬えといっても、無駄なのは明らかです。

かつての高齢者は、肉体的な衰えはあっても、人生経験に裏打ちされた威厳とか、重みがあって、浅はかな若者には太刀打ちできない風格のようなものがありました。今の高齢者は若さに執着して、必死に運動したり、サプリメントや健康食品を買い漁ったりして、浅はかさを露呈しています。自然に若さを手に入れている若者からすれば、同情を禁じ得ず、ますます敬う気持ちから遠ざかります。

加えて、最近は「暴走老人」などと称されるキレやすい高齢男性とか、異様に派手な出で立ちの高齢女性など、若者が引かざるを得ない高齢者もいます。敬うどころか軽蔑と嫌悪さえ呼び起こしかねない状況です。

自分が若いときには高齢者を敬ってきたのに、自分が高齢者になったら大事にされないことに、憤りを感じる高齢者も少なくないでしょう。しかし、敬ってもらいたいなら、まず自らが尊敬に値する人間にならなければなりません。

不安と疑心暗鬼がもたらす悩み

高齢になるとさまざまな不安が増え、疑心暗鬼に陥ります。

自分は家族の負担になっているのではないか、迷惑がられているのではないか、家族から嫌われているのではないか、自分のいないところで悪口を言われているのではないか、認知症を疑われているのではないか、早く死ねと思われているのではないか等々。

心配しだすとキリがなく、直接、問い質す勇気も出ず、ひとりで悶々と悩むことになります。

疑心暗鬼が妄想の域に達すると、知らないうちに預金を下ろされているのではないか、土地や家の名義を書き換えられたのではないか、無理やり病院や施設に入れられるのではないか、変な薬をのまされたのではないか、食事に毒を混ぜられているのではないかなどと、被害妄想が拡がります。

病気の不安も日常茶飯事で、何か不具合があると、悪い病気ではないか、治療しても治らないのではないか、寝たきりになるのではないか、認知症になって何もわからなくなるのではないか、もう死ぬのではないかと、悪いほうにばかり気持ちが向きます。

自分の身体のことだけでなく、家族のことも心配になります。子どもや孫が病気にならないか、怪我をしないか、不登校やひきこもりにならないか、受験に失敗しないか、就職はできるのか、就職してもリストラされないか、結婚はできるのか、子どもは授かれるのか、子どもを授かっても無事に生まれるのか、無事に生まれても先天性異常はないか、異常はなくてもうまく育つのか、うまく育っても友だちはできるのか、イジメに遭わないか、思い詰めて自殺したりしないかと、心配のタネは尽きません。

長生きをすればするほど、自分の死が近づくのを感じ、それまでいくら健康でも、いざ最期を迎えるときには苦しまないか、だれかそばにいてくれるか、医者は最後まで見捨てずに治療してくれるか、悲惨な延命治療にならないか、孤独死にならないか、死後すぐに発見してもらえるか、家族は自分のことを忘れずにいてくれるか、葬式や法事は仕来り通りしてくれるか等、夜も眠れないほど不安になります。

高齢になって頭がしっかりしていると、身体は動かなくても脳は働きますから、ありあまる時間を、すべて不安と疑心暗鬼に費やすことになりかねません。

配偶者に先立たれる悩み

夫婦がともに交通事故とか飛行機事故とかで同時に命を落とす以外、どちらかが先に死にます。つまり、どちらかが残されるということです。二人の関係が良好であればあるほど、残されたほうは深い喪失の悲しみに浸ることになります。

もともと独り身であったり、愛情が冷え切っていたりする場合は、この悲しみを味わわなくてもすみます。何事にもいい面と悪い面があるということです。

深い悲しみによる悩みだけでなく、実生活の面でも困ることが出てきます。互いに完全に自立している場合は別ですが、たいていはそれぞれに分担があり、配偶者に先立たれると、これまで相手が分担していたものを自分が担わなければならなくなります。料理や洗濯、掃除などの家事から、家計を支える収入、税や保険や役所関係の手続き、ペットや植木の世話、家具の修理や買い物、預金や財産の管理、旅行の計画等々、共同でしていることもあるでしょうが、それぞれの担当が決まっている場合も多いでしょう。

家事は女性がすべきだとか、女性も外で働くべきだとかは思いませんし、男も家事や子育てをすべきだとも思いません。男も（あるいは女も）何々をすべきだと言った段階で、性に対する押しつけを感じるからです。家事が苦手な男もいるでしょうし、家事が好きな女性もいます。当然、逆もあり、それを認めるのが多様性でしょう。家事も仕事も性に関係なく、得意なほうがやればいいのではないでしょうか。

そう言うと、私に好意的なフェミニストの女性は、「そうなんです」と同意してくれましたが、私に批判的なフェミニストの男性は、「それでは差別が解消しない」と否定しました。どちらを信じればいいのか。

先に述べたように、何事にもいい面と悪い面があるので、決めつけるのはよくないということでしょうか。

いずれにせよ、配偶者に先立たれることは、多くの夫婦にとって打撃になる可能性が高いといえるでしょう。対策はつらいことですが、あらかじめひとり残ることをイメージして、心を強くしておくことでしょう。

長生きをしすぎる悩み

長生きはよいことだと、若いころには私もそう思っていました。

しかし、高齢者医療に携わって、長生きのリアルな現実に接した今は、長生きをしすぎることは好ましくない、むしろ、悲惨だということが身に染みています。

実際、私がデイサービスで接した八十代後半のある女性は、不整脈の発作で意識を失ったあと、抗不整脈薬で意識を回復すると、「死ねませんでしたか」と、心底、落胆したようにもらしました。私が「そんなことを言わないで。生きていればいいこともあるでしょう」と励ますと、キッと表情を変え、「生きていてもいいことなんかひとつもありません」と断言しました。その迫力に、自分の安易な言葉を反省せざるを得ませんでした。

別の八十代前半の男性は、血液検査の結果がほぼ正常だったので、「よかったですね」

と言うと、顔を伏せて「そんならまだ死ねませんか」と力なくつぶやきました。
高齢者の中には、長生きをしすぎたことに悩む人がいるのは事実です。
何がそんなに悩ましいのか。実際に聞き取ったことを列挙してみます。

・身体が弱って何もできない。楽しみもない。何を食べてもおいしくない。
・無理に生かされているだけ。命が大事というのはきれい事。
・家族に迷惑ばかりかけて申し訳ない。生きているのがつらい。
・妻に先立たれて悲しい。早くあの世に行きたい。
・友だちがどんどん先に死んで、ひとりぼっちで淋しい。
・身体のあちこちが痛い。息も苦しい。夜も眠れない。浣腸しても便が出ない。
・寝たきりの生活。生きている意味がない。

これらの訴えにどう対処すればいいのか。悩みを解消しないまま、安易な励ましや慰めはできません。もちろん、「早く死ねるといいですね」とも言えません。

長生きをしすぎて苦しんでいる高齢者を前にして、うすっぺらな生命絶対尊重や、長寿礼賛には首を傾げずにはいられませんでした。

自殺に至る悩み

厚労省のデータによると、二〇二三年の自殺者は二一、八三七人で、そのうち六十歳以上は八、〇六九人。全体の三七・〇パーセントを占めています。八十歳以上にしぼっても二、三七〇人が自殺しています。わざわざ自分で死ななくても、とも思いますが、それほど生きているのがつらいということでしょう。

具体的な理由は、健康問題と家庭問題が多いようです。高齢者は将来に対する希望を持ちにくく、社会からの隔絶感や孤独にもさいなまれやすく、特に周囲に人がいない場合は危険といえます。

自殺を選ぶ高齢者の多くも、生きたいという気持ちはありますが、生きるか死ぬか迷う中で、次第に絶望を深め、死ぬしかない、死んだほうがましだという考えに取り憑かれるようです。心理的視野狭窄と呼ばれる状況で、自殺を回避する方法が思いつかず、抑うつ状態が高じて自殺の決行に向かうのです。

若い世代と異なり、発作的に自殺することは少なく、一定の逡巡の期間を経て決行することが多く、予告のサインが見られることもあります。身のまわりを整理しはじめるとか、人を避けていた人が急に訪問するとか、それまで節制していた人が暴飲暴食をはじめる、あるいは死を思わせる手紙を書いたり、何度も死にたいと口走ったりです。

社会の良識としては、当然、高齢者の自殺はあってはならないと阻止すべきですが、阻止して高齢者のつらさを解消できるのならまだしも、それができない状況で、良識を盾に「死ぬな」と言うことが正しいのかどうか、私は疑問を捨てきれずにいます。

高齢者が自殺すれば、遺族は深い悲しみに浸るでしょうが、逆に生きていてくれれば嬉しいというのは、高齢者本人の苦しみを顧みない家族のエゴではないでしょうか。長生きをしすぎて、心身ともに耐えがたい苦しみを味わっているとき、家族を悲しませないためだけに、「生きて」と言われても困ると私は思います。

家族と友人の大切さ、ひとりで生きる強さ

高齢になってさまざまな悩みを抱えたとき、助けになるのはやはり家族や友人です。ひとりで悩みを抱えるより、だれかに話を聞いてもらったり、アドバイスを受けた

り、何もしてくれなくても、黙ってそばにいてくれるだけで心は癒やされます。

悩みが起きたときに助けになってもらうためには、それまでの人間関係が大事です。関係が悪いと、仮に寄り添ってはくれても心はこもりません。

若いうちにはそんなことに考えが及ばず、感情のまま相手が傷つくようなことを言ったり、いやがることをしたり、自分勝手に振る舞ったりして、知らず知らずのうちに関係が悪化しがちです。自分を抑え、相手を思いやり、気に入らないことでも我慢していると、相手もそれを感じ、同じようにしてくれます。そうなると感謝の気持ちが湧いて、自分を抑えることもしやすくなります。

もちろん、これはきれい事で、現実にはなかなか実行のハードルは高いでしょう。しかし、それを越えられれば、老いてからの悩みをひとりで抱え込まなくてもすむようになり、「幸せな老後」への大きな備えになります。

ただし、先にも書いた通り、配偶者と良好な関係を築きすぎると、ひとり残されたときの悲しみが深まりますから、そちらの心の備えも必要です。友人との関係も同様です。

いくら配偶者や親しい友だちがいても、運悪く長生きすると、最終的にはひとり残されることになります。独身者で友だちもいない人は、さほど老いていない余力のある時期からこの状態になりますから、耐える力がつくメリットがあります。

ひとりになったとき、悲しみにうちひしがれたり、落ち込んでうつになったりしないためには、ある種の強さが必要です。耐えるための秘訣は現実を受け入れ、状況に逆らわないことです。失ったもの、いやなことばかりに意識を向けるのではなく、残っているもの、よかったことを思い出し、満足する気持ちになれれば、少しは悩みも解消するでしょう。

すなわち、感謝の気持ちと、足るを知る心です。

それ以外に妙案は思いつきません。

第三章　中高年の心の危機

中高年にも危機はある

ここまで高齢者の心の危機を見てきましたが、中高年も精神の健康を保つのは簡単ではありません。むしろ高齢者よりも厳しい状況にあるといえるのではないでしょうか。

精神保健学における中高年とは、四十五歳から六十五歳くらいまでを指します。六十五歳以上を「老年期」と称するのに対し、この時期は「壮年期」または「成人期後期」といいます。経験と知識を積み、人間として成熟する時期ともいえますが、身体の衰えが徐々にはじまり、無理がきかなくなり、老眼や更年期障害（女性だけでなく男性にもあります）などで、近づく老いを意識させられる時期でもあります。

また、社会的にも立場が多様になり、職場や地位に不満がある場合はもちろん、出世して希望の地位に就いたとしても、さまざまな問題に直面するのがこの時期です。

プライベートでは、家庭があってもなくても、それぞれに精神の健康を脅かす要素は多く、安定と不安定が入り混じり、うまく対応しないと、それまで築き上げた幸福を一挙に失うおそれもあります。

さらに、中高年は人生の折り返し点で、変えることのできない過去と、選択肢の狭まった未来の間で、心理的に揺れ動く時期でもあります。

この時期を上手にすごすことが、老年期の安定、すなわち「幸せな老後」につながるのですが、口で言うほど簡単ではありません。

中高年の心の危機について、順に見ていきましょう。

会社人間のジレンマ

中高年はそれまで働いてきた経験があるので、職業人として成熟する時期でもあります。

しかし、世の中の動きが激しい現代では、過去の経験は時代にそぐわず、無効、またはマイナスになることもあります。中高年は適応力が低下する時期でもあるので、それまでまじめに働いてきた人ほど、状況の変化に対応できず、疑問や不満や憤りを溜め込み、精神の健康を損ねる危険性が高まります。

かつては当たり前だった年功序列が崩れ、若いときに我慢して年長者を立てていたのに、自分が年長者になったら優遇されず、損をした気分になる人も少なくありません。

今から三十年ほど前、私が外務省の医務官という仕事で大使館勤務をしていたとき、会計担当の五十代の一等書記官が、のんびりと新聞を読んでいる横で、二十代の三等理事官が必死に電卓を叩いていました。彼は自分も年を取ってランクが上がれば、楽をして高い俸給をもらえると思っていたようですが、はたして思い通りにいったかどうか、心許ない気がします。

年功より実績が重視される現代では、年長者でも実力がないと若者に大きな顔をされたり、蔑まれたりして不快な思いを強いられます。

順調に昇進したとしても、上司のあり方に悩まされることも少なくありません。ものわかりのいい上司になりたいと思っても、甘い顔をしていたのでは業績があがらないし、業績をあげるために部下を厳しく指導すれば、すぐにパワハラとみなされ、部下が辞職して、上司失格の烙印を押されたりします。

「理想の上司ランキング」なども世間に流布しているので、現実に上司になった中高年は、ますます精神的に追い詰められます。

リストラの恐怖

リストラはどの世代でもあり得ますが、中高年の場合はこれまでの実績を無視されたショックと、転職の選択肢が狭いことで、若手よりつらい状況に立たされます。解雇に至らなくても、不採算部門の切り捨てで部署を変わると、それまでの経験が生かせず、若手以上の苦労を強いられます。

終身雇用の風習も廃れ、今の若者は仕事や給料に不満があればすぐに転職を考えます。中高年は不満があっても愛社精神で働いてきたのに、今の若者は会社に対する忠誠心はもとより、帰属意識も薄く、平気で会社をやめていきます。若者も実力がなければよい転職はできず、必ずしも自由というわけではありませんが、会社に縛られてきた中高年は、やはり損をした気分になりがちです。

就業に対する感覚も変化して、今の若者は定時になると先輩や上司がまだ仕事をしていても、「お先に失礼します」と平気な顔で帰ります。定時以降はプライベートな時間と割り切っていますから、上司に誘われても断ったり、自分たちだけで飲みに行ったりと、かつての上下関係が崩れて不愉快になる中高年も多そうです。

昭和の時代には、休日に若手が上司の引っ越しの手伝いにかり出されるなどということもあったようですが、今ではあり得ない公私混同でしょう。

現代の中高年は運悪くはざかい期に当たり、自分たちは我慢したけれど若者たちは自由に振る舞うという状況になっています。これに不満を抱かず、鷹揚に受け入れることは簡単ではありません。

昇進うつと上昇停止症候群

中高年は、職場でそれぞれの立場に差が開く時期でもあります。

個人経営の商店などは別として、会社勤めや役所勤務では、年齢が上がるに従い、かぎられたポストを争うことになります。思うような地位を得られなかった人は、自信を喪失したり自己卑下をして、精神の健康を損ねる場合があります。

競争を勝ち抜いて地位が向上した人は、自分に対する評価、すなわち「自己信頼感」を高めますが、ずっと気分よくすごせるかというと、必ずしもそうではありません。

地位が上がると仕事の範囲も拡がり、責任も増大するからです。人間関係も複雑になり、部下の扱いや指導にも苦労します。成績をあげられない部下を育てなければなりませんし、思い通りにならない部下には苛立ち、扱いのむずかしい部下ともうまくやっていかなければなりません。

また、地位が上がってもまだその上がいる場合は、高位の上司に気遣いが必要となります。高位の上司は気むずかしい人も多いし、自分が優秀で努力した分、同じことを求めがちで、少しのしくじりも許してくれなかったりするので、自ずと緊張を強いられます。

仮にトップに就任しても、今度は経営責任を負わされ、経営戦略も立てなければならず、不祥事があれば公の場で謝罪もしなければなりません。どこまでいってもアンタイ安泰というわけにはいかないものです。

中高年は人間性が充実すると同時に、心身の機能低下がはじまる時期でもありますから、若いときのような無理がきかなくなります。それでも責任感やさらに上を目指して無理をすると、病的疲労の状態になり、気分が落ち込んだり、自責の念が高じたりします。精神保健学ではこれを「昇進うつ」と称し、喜ばしいはずの昇進で発症する逆説的なうつと捉えられています。

また、若いときにはがむしゃらに働いていた人も、定年が近づくと先が見え、自分の限界を知るようになります。これまで会社のために果たしてきた貢献と、得られた評価や報酬にギャップがあると、上を目指す気持ちが一気に萎えて、やる気を失うことがあります。「上昇停止症候群」と呼ばれるもので、ひどくなると無断欠勤、出社拒否などになることもあります。

昇進うつも上昇停止症候群も、中高年の会社人間が抱えるストレスが原因で、若いころから頑張る人ほど陥りやすい危機でもあります。そう考えると、はじめから出世競争には参加せず、愛社精神もほどほどの人（『釣りバカ日誌』のハマちゃんのような人）のほうが、精神的な健康を保ちやすいともいえます。

定年というハードル

会社でも役所でも学校でも、働いている中高年には「定年」という人生の区切りが近づいてきます。これを何の感慨もなく通過する人は少ないでしょう。

長年働いてきた職場に別れを告げる。引き続き同じ場所で働くにしても、立場や収入が大きく変わる。満足感や自分をほめたい気持ちを抱く人、淋しさや悲哀を感じる人、逆に解放感を抱く人も多いのではないでしょうか。

定年はだいたい六十歳から六十五歳ですが、今の六十代はまだまだ元気で、引き続き仕事をする人が大半でしょう。そのとき、希望に適う職場を見つけられるかどうかが、精神の健康に大きく関わってきます。どんな仕事に就いても不満を抱く人は、精神の健康を損ないがちですし、仕事があるだけましと思える人は健康的に暮らせます。

私の同級生たちも、すでに定年をすぎていますが、ほとんどが第二の職に就いています。現役時代に地位の高かった者（教授や院長や学部長など）ほど、次の職場にギャップを感じ、苦しむようです。

書評やエッセイで活躍する同級生の畏友、仲野徹（元大阪大学医学部教授）は、定年と同時に完全リタイアして、「隠居」を宣言しています。退職後は本を読みながら、自宅の裏庭に畑を作って文字通りの「晴耕雨読」に励みつつ、執筆や講演、さらにはふつうの人があまり行かない場所への海外旅行（イランやマダガスカルやパタゴニアなど）で忙しくしています。まさに第二の人生を謳歌しているというところでしょうか。

私自身は、若いころから勤務先を次々と替え（数えたら十一ヵ所ありました）、非常勤も多かったので、定年で職場を去った経験はありません。昨年、大学での仕事をやめ、現在は週一回の健診センターでの非常勤勤務ですが、これもそろそろやめようと思っています。

私の父は、私とは逆に一ヵ所の病院で四十年以上勤務し、六十五歳で定年退職したときには、大きな解放感に浸っていました。父は麻酔科医でしたが、仕事に対する熱意は薄く、自分の時間を楽しむことが好きな人でしたから、定年の三年ほど前から、「定年まであと千日を切った」とか、「解放まであと五百日」などと、まるで囚人が刑期の明けるのを待つように指折り数えていました。そして、定年退職したあとは、「今日で百連休」などと言って、私をうらやましがらせたものです。

そんな父でしたから、当然、退職後は完全リタイアで、のんびり昼寝をして、散歩と喫茶店通いを楽しみ、絵を描いたり、文章を書いたり、歴史好きだったので遺跡が発掘されたら説明会に参加したりと、父の大好きな「自由な時間」を楽しんでいました。収入は年金のみでしたが、贅沢には興味がなかったので余裕があり、母と二人、年に何度かは海外旅行にも行っていました。

父の同僚には、第二の職場で麻酔をかけ、「年収一千万円や」などと自慢している人もいましたが、父は「それだけもらえるということは、それだけ働かされるということや」と、むしろ同情していました。

仲野徹にしても父にしても、定年退職後に活き活きと暮らせるのは、好きなことがあったからでしょう。逆にすることがないと、せっかくの自由も宝の持ち腐れになります。

退職してから好きなことを見つけようとしても、なかなか見つかるものではありません。若いころから仕事に打ち込んできた人は、ほかに好きなことがないからそうしてきたともいえます。好きなことと仕事、どちらも本気で取り組むのはむずかしいでしょう。中高年になってからの精神的健康を保つためには、あまり熱心に仕事に打ち込むのは考えものかもしれません。

中高年の家庭に潜む危機

中高年は、家庭内にさまざまな問題が生じる時期でもあります。

家族がいてもいなくても、困難な状況を迎えますが、最近ではシングルの中高年も増えています。その場合のメリットとデメリットは次の通りです。

メリット

・自由。

・家族に煩わされることがない。
・時間とお金を自由に使える。
・住む場所や室内も自分の好きにできる。

デメリット

・孤独。
・喜びや悲しみを分かち合えない。
・病気や困ったときに頼る相手がいない。
・死ぬときに看取る人がいない。

中高年では身体が弱り、病気になる危険性も高いので、完全な独り暮らしは何かと不安になるでしょう。シングルでも頼れる友だちや身内がいれば、デメリットも軽減されます。

家族がいる場合は、まず夫婦間の関係が火種となります。

仲のいい夫婦は別として、愛情が冷め切っていたり、長年の不満が積もっていたり、さらに恨みにまで深まっていたりすると、いっしょに暮らすのが苦痛になり、熟年離婚に至ることもまれではありません。中高年では精神も疲れていますから、離婚協議でも寛容になれなかったり、決断がつかなかったり、折り合いがつけられなかったりして、不愉快な泥沼状態が続きます。

離婚が成立しても、待っているのはシングルの暮らしで、温かい家庭が作れるわけではありません。離婚にまでならなくても、長い倦怠期を迎えていると、会話も少なく、興味も別々で、喜びも悲しみも分かち合うなどという状況は、とても望めないということになります。

重複する困難

家族がいると、この時期には人生における困難が重なって襲いかかってくる可能性があります。

ひとつは介護問題。

夫婦が中高年の時期は、親が後期高齢者で、要介護状態になっていることが少なくありません。このとき家族の関係が良好ならいいですが、ぎくしゃくしていると、だれが介護を担うのかが問題になります。

協力体制も構築できず、どうやったらいいのかわからない、思いがけない負担で予定が狂った、介護を押しつけられているのではないか、なぜ自分がこんな目に遭わなければならないのか、いつまで続くのかと、不満、戸惑い、苛立ちから怒り、絶望へと飛躍して、精神的な健康が損なわれます。

在宅医療で老親を介護している子ども世代を多く見ましたが、不満や迷惑顔の家族も少なくありませんでした。そういう家では介護される側も不愉快そうで、家の中が重苦しい空気に包まれていました。

半身不随や認知症になった親に、ため息ばかりついている息子さんや娘さんには、秘かにこう思ったものです。

——あなたたちもいずれは同じようになるのですよ。

もうひとつの困難は、子どもの思春期です。

親が中高年のときは、子どもは思春期を迎えていることが多く、不安定な精神状態をそのまま親にぶつけてくることがあります。

思春期の子どもは、第二次性徴の身体の変化から、異性への興味、受験や進路の迷い、さらには大人社会の矛盾に怒ったり傷ついたり、親への反抗、嫌悪、軽蔑などもあり、ストレスまみれであることが少なくありません。

未熟な子どもに親の精神状態を慮《おもんぱか》る余裕はなく、悩みをストレートにぶつけてきますから、ぶつけられる側もそうとうなストレスになります。

大人としての見識で冷静に対応できればいいですが、ただでさえ自分自身が衰えはじめ、仕事や介護や病気や離婚問題などを抱えていると、思春期の青臭い悩みや、解決困難な問題に、理性的に立ち向かうのは至難の業です。

このときの対応をまちがえると、親子関係は一気に悪化し、子どもが思春期を通り越したあとまで確執を残す危険性があります。これを放置しておくと、自分が高齢者になったとき、子どもから支援してもらえなくなって、孤独で不如意な老後をすごさなければならなくなります。

先のことを考えるなら、耐えがたきを耐え、忍びがたきを忍んで、早めに頭を下げる準備をしておくべきでしょう。

夫源病・帰宅拒否症

ある知人の夫婦は、夫が団塊の世代で、大手企業の取締役まで出世しましたが、夫婦仲は必ずしも良好ではありません。優秀な夫が、何かにつけ妻に自分と同じ努力を求めるからです。奥さんはそれを求めすぎと抵抗し、夫は努力せんヤツはダメ人間と批判します。奥さんはイライラして、「この人のせいでホンマ、気分悪いわ」と、会食の席などでよくこぼします。

夫の言動が原因で妻がストレスを感じ、心身に不調をきたす状態を「夫源病《ふげんびょう》」というそうです。定年退職して、家にいる時間が増えた夫が引き起こすケースが多く、まさに中高年の終盤に当てはまります。イライラ、頭痛、吐き気、耳鳴り、血圧上昇に血糖値上昇、不眠や情緒不安定などが症状です。

夫が厳しすぎるだけでなく、妻の外出に「俺も行く」と同行したがる夫や、第二章で採り上げた「マンスプレイニング夫」、家でゴロゴロしていることが多い「粗大ゴミ夫」なども原因となるようです。夫がそばにいるだけでストレスになる妻もいるようで、定年後は妻とのんびりすごそうなどと、甘い夢を抱いている男性は要注意です。

精神の健康を阻害するのは夫ばかりではありません。家に居場所がなく、妻の冷たい態度や暴言、過干渉などで家に帰る気が起こらず、仕事が終わっても会社に居残っていたり、飲み屋のはしごでなかなか家に帰ろうとしなかったりする夫は、「帰宅拒否症」といわれます（女性の場合は、夫のいる家に帰るのがいやだという意味で夫源病とも考えられます）。

帰宅拒否症になると、ギリギリまで職場に居残った挙げ句、深夜喫茶で夜を明かしたり、カプセルホテルに泊まったり、ひどい場合は家出状態からホームレスになることもあるようです。

夫源病の妻も帰宅拒否症の夫も、結婚当初は互いに惹かれ合って結婚したはずです。いつからその関係が崩れるのか。ポイント・オブ・ノーリターンは気づかないうちに通り過ぎるのが怖いです。

熱心な母親が陥る空の巣症候群

中高年の後半は、子育てが一段落する時期でもあります。

それまで仕事に追われつつも、熱心に子育てをしてきた母親は、子どもが立派に育って独り立ちすれば嬉しいはずです。ところが、子どもが就職や結婚で家を出ると、急に心に空洞ができたように感じ、精神的に落ち込む母親がいます。ひな鳥が巣立って、空になった巣に取り残されたような状況から、「空の巣症候群」と呼ばれます。

子育てに熱心なのはよいことですが、愛情を注ぎすぎて、子育てが自らの生き甲斐になっている母親は危険です。

場合によっては、せっかくこれまで成長を促しながら、無意識のうちに独り立ちを妨害したりします。そういう母親は子どもの側に立っているのではなく、自分の思い通りに育てたいと思っているので、子どもの反発を招くことも多々あります。

大学で講義をしていたとき、「空の巣症候群」になりそうな母親の見分け方を教えました。彼氏か彼女を紹介したとき、「あんな子のどこがいいの」とか、「もっとましな相手はいないの」などと言う母親や、就活のとき、自分が希望する企業をけなす母親です。いずれもケチをつけることで、息子や娘が自分から離れていくのを阻止したいという気持ちが表れています。

真に子どもの成長を願っている母親なら、大人になりつつある子どもの選択に、自分の価値観を押しつけたりしないはずです。

男女ともにある更年期障害

更年期障害は性ホルモンの減少によって生じる障害で、女性ばかりでなく、男性にもあります。

女性の場合は、閉経によって女性ホルモンの分泌が急激に減り、ホルモンのバランスが崩れるため、さまざまな症状が現れます。多いのは頭痛や肩凝り、イライラ、ほてりやのぼせで、日常生活に差し障りのないものから、仕事を休んだり、寝込まなければならないものまであります。

あらかじめわかっていても、想定以上に不具合が続くと、憂うつになったり、苛立ちが高じたりして、精神の健康に悪影響を与えることがあります。逆にいうと、よりひどい状態を想定しておけば、耐えやすいということです。

その意味では、男性は情報不足のため、原因不明の心身の不調と捉えて、ストレスを増大させる危険があります。

男性の更年期障害は、男性ホルモンの減少によるものですが、女性の閉経のように目安がないので、気づくのが遅れる場合もあります。

症状としては、女性の場合と同じく頭痛やめまい、不眠などの神経症状、ほてりや発汗、動悸などの血管運動神経症状、吐き気や胸焼け、便秘や下痢の消化器系症状があります。

私自身も五十代には異常な発汗がありました。それも都合の悪いときにかぎって現れ、たとえばお客を案内する店が見つからなかったり、講演で話が途切れたり、何かをごまかそうとしたときに、夕立に遭ったのかと思うほど汗が流れました。これではうそをついたらすぐにバレるなと自戒した次第です。

幸い、今は軽快したので少し安心しています。

人生の折り返し点という危機

中高年では、すでに特定の仕事を選び、結婚・非婚を選び、住居を選び、子育ての方法や友人関係を選んで、自分の生き方がほぼ確定しています。そんなとき、ふと自分の人生を振り返って、これでよかったのか、もっとましな選択があったのではないかと思い迷うこともあるでしょう。

もっといい仕事、もっといい配偶者（相手もそう思っているかもしれませんが）、もっといい人生があったのではないか。自分は十分に考えず、安易な選択をしてしまったのではないか。あの不運は避けられなかったのか、あのときどうしてもう少し頑張らなかったのか、もう少し慎重に振る舞っていれば、その後の展開も変わったのではないか。夜中にそんな後悔の念が湧き、自分を責めたり、苦悩したりします。

どれだけ悔やんだところで、人生をやり直すことはできません。わかっていても悩みは尽きず、深みにはまると精神の健康を損ねて、日常生活に支障をきたすことにもなります。

そこで私が思い出すのは、作家の村上龍氏の言葉です。

——何かを選ぶというのは同時に別の何かを捨てることだ。

この厳しさがないと、何かを選びながら、別のものもほしいという気持ちになりがちです。

余談ですが、私が外務省の医務官で海外生活を続けていたとき、日本はあれもこれもほしいという気持ちに応じる国だなと思ったことがあります。たとえば、レストランのメニューにあるハンバーグと海老フライのセットや、ラーメンとチャーハンの定食。海外ではハンバーグを食べたいのなら、海老フライはあきらめる、昼食をラーメンにするならチャーハンはあきらめるというのがふつうで、両方が食べられるようなメニューはほとんど見ませんでした。

また、日本では「安くてうまい」とか、「楽にやせる」などのキャッチフレーズも氾濫しています。しかし、ほんとうにおいしければ、高くても売れるので値段は安くないはずですし、作り手が精魂込めて作ったものは高くても当然です。また、やせるためにはそれなりの努力が必要でしょう。にもかかわらずこういう誘い文句が拡がるのは、あれもほしいこれもほしいという安易な発想の人が多いからだと思います。それが「もっとましな人生があったのでは」という後悔につながっているような気がします。

中高年のうつ

中高年になると、いやが応でも高齢に近づきつつあることを意識します。ことあるごとに心身の衰えを自覚し、このまま老いていくのかという不安と悲しみが湧き起こります。

その上に、これまでの人生を悔やむ気持ちが根を下ろすと、高齢者と同様、うつの危険性が高まります。

自分には価値がない、生きている意味がない、自分の人生は失敗だった、何のために生まれてきたのかわからないなど、自己評価が下がりだすと、本格的なうつ病に近づきます。

中高年のうつも高齢者と同じく深刻で、先にあげた二〇二三年のデータでは、総数二一、八三七人の自殺者のうち、四十歳から五十九歳までが七、八一九人で、全体の三五・八パーセントを占めています。

うつになりやすい性格として、「メランコリー親和型」というのがあります。まじめで几帳面、完全主義の人に多いといわれています。これまでの人生で評価の高かった人が、何かで挫折したり、思うように実績をあげられなくなったりすると、それをきっかけにうつに陥る危険性が高まるのです。

中高年は高齢者より頑張りがききますから、うつになっても自分を励まし、抑うつ状態を見せないようにすることも少なくありません。そういう場合は、些細なことで不機嫌になったり、確認癖が高じたり、疲れやすくなったり、常にイライラしたりという状態になります。また、下痢や腹痛、食欲減退、性欲減退、めまい、耳鳴り、腰痛など、身体的な症状が前面に出る「仮面うつ」も少なくありません。

女性の場合は月経不順になることもありますが、更年期と重なるため、見分けがむずかしいことになります。

いずれも放置すると自殺の危険性が高まりますので、できるだけ早く専門医の治療を受ける必要があります。

アルコール依存・買い物依存・ギャンブル依存

仮にうつを免れたとしても、中高年にはさまざまな危険が潜んでいます。

よくあるのがアルコール依存。これまでの人生に対する悔いや嘆き、理解者のいない孤独、これから老いていく不安や悲しみなどをまぎらせるため、ついついアルコールに頼る人が多いことは、想像にかたくないでしょう。

アルコールは肝臓に負担をかけるだけでなく、すい炎や糖尿病、高脂血症、動脈硬化から心筋梗塞や脳卒中を引き起こし、またコルサコフ症候群というアルコールによる認知症もあります。

アルコール依存になると、二日酔いによる遅刻や欠勤、集中力の低下によるミスや能率の低下が起こり、人間関係が悪化して、信用を失い、解雇、失職の憂き目に遭うこともあります。

家庭でも、飲酒運転や喧嘩、貴重品の紛失などのトラブルで、家族関係が悪化し、収入減、浪費、家事放棄などが問題になります。暴力や暴言、錯乱などで夫婦不和となり、子どもにも悪影響を与えて、家庭崩壊に至ることも少なくありません。

アルコール依存になると、多くは連続飲酒となって、日中から飲みはじめます。飲酒量が少なくても、アルコール依存にはなります。自分では依存に気づかない（あるいは気づいていても否認する）人も多いのですが、見分け方は簡単です。四十八時間、一滴も飲まずにいられるかどうか試せばいいのです。二十四時間だと前日の午後八時に飲み終えて、翌日の午後八時すぎから飲めるので、四十八時間我慢できるかどうかがポイントです。

買い物依存は女性に多いように思われていますが、男性にもあります。買い物をすると気分が高揚するため、必要のないものや同じものを次々と買ってしまいます。買うこと自体が目的なので、手に入れたものは放置されます。当然、経済的に苦しくなり、知人や友人から借金をしたり、街金に手を出して自己破産に至るケースもあります。

ギャンブル依存と薬物依存は、アルコール依存より患者数は少ないですが、これも原因はつらい現実から逃避したいという気持ちが根底にあります。いずれも経済的に破綻したり、違法行為であったりして、せっかくの人生を破綻させてしまう危険性を伴います。

逸脱行為・妄想から人生の破綻へ

さまざまなつらさから逃れるため、逸脱行為に走る中高年もいます。

不倫や風俗店通いのほか、痴漢、盗撮、のぞき、万引きや窃盗、暴力などで、自覚のないまま犯罪行為になり、人生を破綻させかねない危険をはらんでいます。

実際、逸脱行為が露呈し、自暴自棄になって離婚、退職、遁走、家族との絶縁、さらには自殺に至る場合もあります。絶望の度合いが甚だしい場合は、無関係の人を巻き込む拡大自殺を行い、世間を騒がせます。

中高年は年齢的に分別盛りのはずですが、なぜ人生の破綻に結びつくような行動に出るのでしょう。それはやり直しがきかないことへの絶望、不運や不遇に対する嘆き、つらさに耐えることの力不足、自分に対する甘え、日ごろの鬱憤、自己憐憫、身勝手、逆恨み等々、人生の不幸にまみれてきた人には、分別や良識よりも、逸脱行為の魅力のほうが勝るのでしょう。分別が働くのは人生がうまくいっている間だけで、思いがけない不運や不幸に見舞われたら、だれもが人生を破綻させる可能性があるといえるかもしれません。

中高年は人生に疲れはじめる時期でもあるので、妄想による困難を引き起こすこともあります。

たとえば、人生がうまくいかないのは家族や同僚のせいだと思い込む被害妄想、まったく関係のないことを結びつけてあり得ないストーリーを組み立てる関係妄想、妻や夫に愛人の存在や不倫を疑う嫉妬妄想、自分が特別な人間だと思い込む誇大妄想、経済的な不安が高じて、このままでは生活できなくなるのではと恐れる貧困妄想などです。

いずれも病的な反応ですから、精神科医の治療を必要とします。放置していると、さまざまな問題を起こし、やはり人生の破綻につながりかねません。

危機を乗り越えるには

ここまで見てきたように、中高年は多くの危機が待ち構えている時期だともいえます。老親の介護、自分や配偶者の病気、人生への後悔、老いることへの不安、思春期の子どもの苦悩や反抗など、簡単には解決できない問題が山積みです。

こういう緊急事態に直面したとき、逆に浮ついた気持ちを抑え、現実対応に向かう態度を示す人もいます。

自分の人生は何だったのかとか、自分には生きる価値があるのかとか、そういう思いは、ある意味、ヒマだから湧き起こるもので、目の前に大きな問題が起これば、吹き飛んでしまうものかもしれません。

そういう状況で、なんとか現実的な危機を回避できれば、新たな「自己信頼感」が生まれ、精神面での健康を取りもどすこともあります。

困難を乗り越えることができると、人生の目的が、偉くなることでも何か立派なことを成し遂げることでも、ましてや出世や成功することでもないとわかり、地に足のついた考えに落ち着きます。そうなれば過去の失敗を悔いることも、自らを卑下することもなく、精いっぱい生きてきた自分を肯定できるでしょう。

私事ですが、中高年の危機は私自身（すでに高齢者ですが）にも訪れました。この本を書いている最中に、妻が乳がんと診断されたのです。動揺しました。いろいろ心の準備をしてきたつもりでしたが、思っていたのと実際ではずいぶんちがうことを実感しています。

妻が亡くなって、ひとりで生きているさまをイメージすると、恐怖に駆られ、思わず「やめてくれ！」と自分に叫びたくなります。胸の奥がえぐられたような気分になり、動悸に襲われますが、妻はまだ生きていて、いつでも会えると思い返して、ようやく平静にもどります。動揺はつらいし、悲しみや予期不安も大きいですが、なんとか乗り越えなければと思っています。

そのためには、考えても詮ないことは考えない（なぜこんな病気になったのかとか、この先どうなるのかとか）、その一方で、最悪の事態を想定して、心の準備を深める、病気があろうとなかろうと、だれしも余命は日一日と減っていくのだから、残っている時間を大事にする等、自分に言い聞かせています。

父に教わった「莫妄想《まくもうぞう》（妄想するなかれ）」という仏教の言葉も肝に銘じています。不安も疑問も希望も妄想なのだから、考えないようにするということです。

それよりも、今できることにベストを尽くす。そういう日々を重ねることが、現実を受け入れるよすがになるのではと思っています。

第四章　大人になってからの危機

人生が決定される時期

中高年が「成人期後期」であれば、「成人期前期」は世間から「大人」として扱われる時期、学生時代を終えて社会に出て行く年代です。年齢でいうと、だいたい二十五歳から四十五歳あたりを指します。

成人期前期は、個人的責任と社会的責任を果たしながら、生き甲斐や幸福を追求する人生の中心となる時期でもあります。

個人的責任とは、生活面での自立、家族形成、子育て、親の介護などを指します。社会的責任とは、職業による社会貢献、納税、公的支払い、投票、地域活動などで、いずれも浮ついた考えや、甘い見通しではやり遂げられない厳しさがありますから、この時期は「大人」であることが求められます。

精神保健学では、成人期前期は職業や結婚、家族などの「同一性」を獲得する時期とされます。自分の人生がほぼ決定するのがこの時期ということです。

中高年になって人生を振り返ったとき、悔いや悲哀を感じるのか、あるいは満足や納得を得るのかは、この時期にかかっているといえます。しかし、成人期前期の最中にいる当人は、そこまで想像力が及ばず、ただ目の前の状況に振りまわされ、何が何だかわからないまま、日々をすごすことも多いようです。

私自身もこの時期を振り返ると、二十六歳で医者にはなったものの、高校時代に思い立った小説家になる志は一向に実現に近づかず、悶々としてすごしていました。

その間に、結婚し、妻の出産があり、外科医と麻酔科医を行ったり来たりし、さらには外務省の医務官として海外赴任をして、帰国後は高齢者医療に携わるという一貫性のない道を歩んでいました。小説家としてデビューしたのは「成人期後期」に入った四十八歳でしたから、私の「成人期前期」はアテのない漂流船だったといえます。

社会の中で思い通りの人生を選び取るためには、努力が必要です。努力の源になるのは「自己信頼感」、すなわち、自分は大丈夫という気持ちです。具体的には、短所より長所のほうが勝っているという感覚です。それは個人的な虚栄心やナルシシズム、自己顕示欲などとはちがい、客観的な判断に基づくものでなければなりません。まっとうな「自己信頼感」が得られれば、地に足のついた自尊心が生まれます。

努力は通常、すぐに結果が出ません。将来、実を結ぶにちがいないと信じる気持ちがあるからこそ、つらい思いに耐えられるのです。自分を信じる力、つまり「自己信頼感」が、不運に見舞われたり、遠まわりを強いられたりしても、あきらめずに努力を続けるよすがになります。

「職場」という圧力

正規でも非正規でも、成人期前期には職業を選ばなければなりません。結婚して専業主婦になるとか、ニート（NEET）やひきこもり、経済的に働く必要のない人もいるでしょうが、大半は就職という形で、社会的な自己を固めていくことになります。

就職すると、「職場」というフォーマルな状況がはじまります。指示・命令系統によって成り立つ公的な場で、そこでは「義務」と「責任」をベースとした「役割」を果たさなければなりません。甘えやごまかしは許されず、決められた実績をあげる必要があり、自分勝手なやり方や、逸脱、ルール違反などは認められません。当然、厳しい圧力が発生し、精神の健康を脅かすことになります。

職場では能力や実力が求められるので、それが不十分だと、劣等感を抱いたり、挫折したりして、苦しい状況に陥ります。そうならないために、しっかりと準備するのが成人期の前段階の「青年期」なのですが、ここでもそれに気づかず、気楽なまま無為にすごして、あとで臍《ほぞ》を嚙む人が少なくありません。

もちろん、青年期に準備を怠ったからといって、すべてが終わるわけではなく、就職してから必要な能力を培うこともできます。会社組織に入れば研修があり、組織のないところでも雇い主や先輩からノウハウを教えてもらえます。「大人」として人生を歩むための最初の関門で、ここを無事に通過できるかどうかが、その後の人生の大きな分かれ目となります。

職場というフォーマルな場では、効率や信頼性、協調性、適応力などが重視され、競争が発生し、実績が評価の対象となります。不祥事やミス、想定外の事態も起こり、対応に苦慮したり、自分は悪くないのに謝らなければならないとか、理不尽な要求を突きつけられるとか、八方ふさがりの状況になるなどして、「大人」としての耐久力が求められます。

一方、仕事がうまくいったり、実績が評価されたり、地位が上がったりすると、達成感や生き甲斐を感じることができ、喜びとともに「自己信頼感」を高めることもできます。

人付き合いの圧力

成人期前期では、職場のフォーマルな関係だけでなく、家族や同僚、友人たちとのインフォーマルな関係も複雑になってきます。

学生時代までなら、気にくわない相手とは距離を取ればすみますが、いったん家族になったり、職場や地域との関係があったりすると、簡単に離れられません。

フォーマルな組織では義務や責任がベースとなっていますが、インフォーマルな付き合いでは、好き嫌いなどの感情がベースとなります。いわば気楽な付き合いで、共感や楽しさ、共通の価値観、親和性などが重視されます。

そこで必要になってくるのが、コミュニケーション能力です。表現力や理解力、傾聴力、共感力、知識や情報の豊富さなどで、「場の空気を読む」ことも重要です。これが不十分だと、相手の感情を害したり、共感が得られなかったりして、付き合いの中で浮いてしまいます。

インフォーマルな付き合いでは、職場のような厳しさはない代わりに、暗黙の了解や抽象的なルールがあって、参加者はそれに従わなければなりません。一対一の付き合いから、気心の知れた数人の集まり、趣味や地域を通じた大人数の集まりまで、形態はいろいろですが、当然、関係が良好なときばかりではなく、もめたり敵対したり、嫉妬や陰口や仲間はずれなど、イジメのような状況が起こることもしばしばです。参加者も常に平等というわけではなく、上下関係やマウントの取り合い、何気ない一言で傷ついたり、根に持ったり、喧嘩になったりということもあり得ます。

そういう意味で、インフォーマルな人付き合いも、精神の健康を害しかねない危険性をはらんでいます。

しかし、関係が良好であれば、職場や家庭の悩みなどを吐き出すことができ、慰めや励まし、有用な情報や智恵を得ることもでき、精神の健康を保つのに大いに役立ちます。

私自身、学生時代は友だちなんかいらないと思っていましたが、小説家になって医療小説を書きだすと、医学部時代の同級生がそれぞれの分野の専門家になっており、取材すると親切に答えてくれて大いに助かっています。やっぱり友だちは大事にしなければと、遅ればせながら痛感した次第です。

人付き合いが苦手、あるいは嫌いで、家族以外の付き合いをしなかったり、職場以外ではまったくひとりの生活を選ぶ人もいます。この場合は付き合いのルールに従う必要がなく、常に自分のしたいようにすごせるというメリットがあります。

デメリットとしては、悩みがあるときや、孤独を感じたとき、病気や借金や事故などのときにも、支えてくれる人がいなかったり、幅広い情報が入らなかったりすることがあげられます。

職場のメンタルヘルス

職業は人生の重大事なので、職場で精神の健康を損ねると、人生の危機を迎えることになります。当人だけでなく、雇っている側にも不利益が生じるので、最近では企業や会社も従業員のメンタルヘルスを重視するようになっています。

働く人のストレスは、時代の変化によって大きく左右されます。「終身雇用」や「年功序列」という日本特有の社会制度が残っている状況で仕事をはじめた人は、バブル崩壊以後の社会の変化、グローバル化やリストラ、アウトソーシング（外注）、雇用の非正規化などに戸惑うことも少なくないでしょう。

さらにコロナ禍以降は、テレワークやリモート会議、政府主導の働き方改革などで時代が移り、ＡＩの活用、ＤＸ（デジタルトランスフォーメーション）やソリューションアーキテクトなど、情報システムの変化にもついていかねばならず、現代のサラリーマンは大きなストレスにさらされることになります。

そればかりでなく、職場では時代の流れとは別に普遍的な圧力もあります。

過重な業務、困難な目標、人間関係、ミスや事故の対応、想定外の問題や不祥事、クレーム対応、契約の期限内履行、会社や上司の急な方針変更、望まない部署への異動、出世争い等々です。

特に人間関係では、気にくわない上司、言うことを聞かない部下、意地悪でうっとうしい同僚、身勝手でわがままで礼儀知らずで要求の多い高慢な顧客などに対応しなければならず、ストレスはいっそう重大です。パワハラやセクハラだけでなく、悪口や陰口、無視や嫉妬、嘲笑や仲間はずれなど、子どものイジメのような状況も発生して、精神の健康を害する要素に満ちています。

そういう状況にどう対処すればいいのか。

新聞の悩みの相談コーナーで、美輪明宏氏は会社のさまざまな理不尽に悩む相談者に次のように答えていました。この世に楽な仕事はない、無茶な客に耐えるのも、無能な上司に従うふりをするのも、全部ひっくるめて仕事で、給料はその「我慢料」であると。

つらい思いや腹立たしいことがあるのは当たり前で、それに耐える代価として報酬を得ているということです。

私も講義で学生によくこのような話をしました。就職したら楽しいことがあるなんて思っていたらおおまちがい。苦しいこと、いやなことが当たり前と思っておいたほうがいいと。そのほうが心の準備ができると思って言うのですが、たいていはイヤな顔をされました。

さまざまな症候群

職場で精神の健康を害すると、まともに業務を続けることができなくなり、社会的な責任が果たせなくなります。精神保健学ではその状態が、左記のごとくさまざまな症候群として分類されています。

・燃え尽き症候群

仕事に使命感を抱きすぎて、精神的なエネルギーを使い果たし、心身が極度の疲労に陥る状態です。理想に燃えた医者や看護師、教師、ケースワーカーなど、人のために尽くす職種に多いとされます。これは善意に突き動かされるためで、体力、精神力の限界まで頑張ったにもかかわらず、思うような結果が出ないとき、一気にダウンしてしまうのです。

金儲けが目的の職種では、少ないように思われます。金儲けで燃え尽きるのは、バカバカしいという無意識のブレーキが働くからではないでしょうか。

・途中下車症候群

こんなところで働くのはイヤだとばかり、一年以内に仕事をやめてしまう状態です。仕事での挫折や、仕事の内容が気にくわない、人間関係でつまずいたなど、理由はさまざまです。いわゆるヤメ癖ですが、今は転職自由の時代ですから、キャリアアップのための転職との見極めがむずかしくなります。自分ではキャリアアップと思い込んでいるけれど、実は途中下車症候群という人も少なくありません。

・無断欠勤症候群

仕事がうまくいかなかったり、上司の叱責に傷ついたり、会社の方針に反発したりして、届けを出さずに欠勤する状態です。

事後であっても、欠勤には届けを出すのが社会人として最低限のルールですが、無断欠勤症候群は翌日、または数日後に、平気な顔で出勤したりもします。最低限のルールを守らないということは、気に入らないルールはすべて無視するということで、当然、社会からは受け入れられません。

・無気力症候群

アパシーシンドロームともいわれますが、意欲や自発性が低下し、感情の起伏が減り、周囲への関心もなくなる状態です。

もともとは、過酷な受験を乗り越えて合格した大学生が、入学後一ヵ月ほどで無気力になる「五月病」を指していましたが、厳しい就活をくぐり抜けた新社会人や、仕事の強いストレスにさらされた社会人にも見られます。

・出社拒否症候群

会社に行きたくない、行く気力が湧かない、出社しようとすると吐き気や腹痛に襲われるなど、子どもの登校拒否と同じような反応で、出社が困難になる状態です。無断欠勤症候群が比較的若い世代に多いのに対し、出社拒否症候群は三十代から五十代前半の男性に多いとされます。

・サザエさん症候群

日曜日の午後六時半から午後七時に、長年放映されているアニメ『サザエさん』にちなんだ名称で、日曜日の夕方になると、翌日からはじまる仕事の日々を思って憂うつになる状態を指します。ひどい場合は吐き気や腹痛、動悸や不眠など心身の症状を伴います。

日本人だけの現象ではなく、海外でも「サンデーナイトブルー」とか、「ブルーマンデーシンドローム」などと称されます。

・サンドイッチ症候群

中間管理職に発症しやすいうつ状態で、上司と部下の板挟みになることのストレスから発症します。横暴で要求過多の上司と、反抗的で使えない部下などにはさまれると危険です。症状としては、慢性的な疲労感や不眠、動悸やめまい、肩凝り、頭痛や血圧上昇などが起こります。

中間管理職ばかりでなく、顧客対応などで、理解のない会社とわがままな顧客の板挟みになって発症する場合もあります。

いずれもまじめで優しく、気の弱いタイプに発症しやすいのは想像にかたくないでしょう。

・仕事依存症候群

ワーカホリック、仕事中毒などとも称されますが、仕事に熱中しすぎて、家庭や友人との付き合い、自分の健康などを疎《おろそ》かにする状態です。

仕事に熱中するのは、よいことだという感覚があるため、自覚や発見が遅れ、家庭内不和や友人との関係悪化、過食や不眠、高血圧、アルコール依存をきたす場合があります。

さらに思うような結果を出せないと、燃え尽き症候群に移行したり、本格的なうつ病を発症したりもします。

・飛行機雲症候群

飛行機の後ろにできる飛行機雲を見るように、自分の過去ばかり振り返って後悔し、前向きな気持ちになれない状態です。

それまでがむしゃらに働いてきた人が、ふとしたことで人生の意味や、頑張る理由に疑問を感じたときに起こります。答えが見つからず、それ以上、前に進めなくなってしまうのです。

人生の意味は人それぞれで、確定的なものなどあってないようなものですし、頑張る理由は、出世したいとか、認められたいとか、お金を儲けたいなど、下世話なものがほとんどです。世のため人のために頑張るという人も、結局は自分の満足を求めている点では、その他の欲望と本質は同じです。そういう現実を受け入れられず、普遍的なものや、理想を求めるので、戸惑ったり人生に空しさを感じたりするのでしょう。

あまり生まじめすぎるのもよくないようです。

職場で心の健康を損ねやすいタイプ

ここにあげたさまざまな症候群は、もちろん名前がつく以前から存在していて、かつては甘えとか、非常識とか、自分勝手で片付けられていたものがほとんどです。それが精神の健康被害だと認められるようになったのは、時代の変化による優しさでしょう。

優しさは大事だし必要ですが、ときに甘やかしと紙一重になる危険があります。弱い人が傷つくことを恐れ、優しく許容的に寄り添ってばかりいると、その人が自分の弱さを克服する機会を奪ってしまうことにもなりかねません。

だからといって、スパルタ式の厳しさで対応をすると、以前の理解のない状況にもどってしまうので、バランスがむずかしいところです。

職場で心の健康を損ねやすいタイプとしては、次のような特徴があげられます。

- 状況に不満を抱きやすい。
- 状況を克服する力が弱い。
- 理想と現実のギャップを受け入れられない。

・自分の能力について、自己認識がズレている。
・人格形成が未熟。
・主体性がなく、気弱で自分の意思や意見を言えない。
・周囲に悩みや問題を相談できる相手がいない。
・他人の評価や、人から言われたことを常に気にする。
・他人との競争を過剰に意識する。
・何かが気になると、そのことばかり考えてしまう。
・完璧主義。
・気分転換が下手。
・繊細で傷つきやすい。

逆に考えると、鈍感で優秀で他人を気にせず、堂々と我が道を行くタイプが心の健康を保ちやすいといえます。

もうひとつ、人が心の健康を害するのは、思いがけないつらさに直面したときです。

現実が期待通りでないとき、その原因は現実にある場合もあるでしょうが、期待する側に問題がある場合も少なくありません。つまり期待値が高すぎるということです。見通しが甘いといってもいいでしょう。

安易な気持ちやいい加減な心構えで職場に入ると、現実の厳しさ、過酷さ、理不尽さに傷つき、精神の健康を害する危険が高まります。はじめからつらい状況を覚悟して、現実がそれほどでなければ、傷つくことも少ないでしょう。

であれば、職場に入る前にはできるだけ厳しい状況を想定して、苦しむのは当たり前、給料はその我慢料と心得ておくことで、精神的にタフになれるはずです。

思わぬ展開があることも

私事で恐縮ですが、私自身、成人期前期には思わぬ展開がありました。

大学を卒業したあと、まず大学病院で外科の研修医になり、翌年、麻酔科の研修医になりました。麻酔科に移ったのは、父が麻酔科医であったこともありますが、大阪大学の麻酔科は、「研修日」と称して週一日、余分に休日をくれたからです。その一日を小説を書くために使おうと思ったのです。

二年間の研修医期間を終えたあとも、引き続き麻酔科医として勤務する道を選び、大阪府立成人病センター（現・大阪国際がんセンター）に就職しました。そこで二年間、麻酔科で勤務をしながら小説を書いていましたが、一向に芽が出ず、鳴かず飛ばずだったので、外科の医局にもどり、三年間、神戸掖済会《えきさいかい》病院に勤めました。外科にもどった理由は、このまま麻酔科医を続けていても仕方がないと思ったからで、途中下車症候群に近い状況でした。

外科医の仕事は忙しく、また、がんの終末期医療に打ち込んだせいで、亡くなる患者さんへの対応で苦悩し、いくら頑張っても望ましい看取りができないことで、燃え尽き症候群のようになりかけました。

そんなとき、ふと医局に積んであった「日本医事新報」という雑誌のバックナンバーを手に取り、何気なくページを開くと、「外務省の医務官募集」という記事が出ていました。外務省が海外の日本大使館に医者を派遣しているという内容です。派遣先はアフリカ、南米、東南アジア、中近東など、医療事情のよくない国がほとんどで、これでは行けないと思ったところ、最後にイギリス、フランス、アメリカ、オーストリアとあったので、それならと思い応募しました。医者のキャリアとしては大きくコースをはずれることになりますが、小説家を目指す気持ちが強かったので、特に気にしませんでした。

大使館がどんなところか、医務官は何をするのか、何もわかりませんでしたが、たまたま定員割れだったらしく、すぐに採用されてサウジアラビアに派遣されました。妻も少し遅れて幼い長男と長女を連れて到着し、リヤドでは次男を産みました。

それから、イラクのクウェート侵攻の最中にオーストリアに転勤し、さらにパプアニューギニアに赴任して、計九年間の海外生活を終えました。

帰国したのは四十二歳のときで、ブランクが長いので、外科医としては使い物にならず、海外でも書き続けていた小説も、何度か新人賞の候補にはなるものの受賞に至らず、医者としても作家としても、先の見えない状況でした。

日本で再就職するとき、ふつうの勤務医になると小説を書く時間が取れないので、顰蹙《ひんしゅく》を覚悟で、医局の教授に、「小説家になりたいので、週半分の勤務でいいところをお願いします」と頼みました。「ふざけるな!」と怒鳴られるかと覚悟していましたが、返ってきた言葉は、「おまえは自由でええな」でした。

しかし、医局長はかなり怒っていて、紹介されたのは老人デイケアを併設したクリニックでした。定年退職したようなロートル医者が行くようなところで、週三日の勤務希望ではないかとも思いましたが、診察するのは外来もデイケアの参加者も高齢者ばかりでした。

医者の同級生たちは、すでに教授や准教授になっていたり、総合医療センターの部長や副院長に就任したりと、華々しいキャリアを積んでいました。私のように中途半端な勤務で、先行きの見えない者はひとりもいません。十七歳で小説家を志したあと、デビューできる保証もないまま、同人雑誌で売れない小説を書き続けていた日々は、お先真っ暗で、まるで地中を這いまわるセミの幼虫のようでした。それが三十一年間も続きました。

悶々とした思いで日々を送っていたところ、帰国三年後の二〇〇〇年に介護保険制度が施行され、世間の目が高齢者問題に向きはじめました。老人デイケアのクリニックが立ち退きになったため、今度は在宅医療のクリニックに勤め、認知症や脳卒中、末期がんの患者さんの家をまわることになりました。出勤は週三日ですが、夜中や休日の呼び出しもあり、在宅で何人もの患者さんを看取りました。

そんな中で、老人デイケアの経験をもとに、高齢者の麻痺した手足を切断するマッドドクターを主人公にした小説、『廃用身』を書き、帰国後六年にして、ようやくデビューすることができたのです。

振り返ってみると、三十三歳から外務省で九年間も海外生活をしたことは、医者としてドロップアウトしたのも同然で、かなり無謀だったと思います。帰国後、高齢者医療に携わったときも、はじめは意気が揚がりませんでしたが、結果的にはそこで得た経験をきっかけにデビューすることができたのです。若いころからひたすら努力し、頑張り続けてもダメだった夢が、思いがけないところで実現したわけです。当時、四十八歳。もう無理だろうなと何度もあきらめかけたときでした。

恋愛から結婚の現実へ

成人期前期には多くの人が配偶者を選び、結婚という形で家庭を築きます。もちろん、独身のまま人生を送る人もいますし、結婚しても離婚を経てひとりにもどる人もいます。どの人生がよいかはその人次第です。

結婚の前には多くの場合、恋愛の期間があります。これは悩ましくも楽しい時間で、結婚はその幸福の高まりの中で行われます。

大学で講義をするとき、私はよく、「結婚すると、そのあとも幸せでいられると思っている人が多いが、実際は結婚したときが幸福のピークで、あとは下がる一方だよ」と言いました。すると、一様にイヤな顔をされます。若い学生たちはまだまだ結婚に夢を描いていたのでしょう。

実際、結婚すると、すぐに生活という現実が迫ってきます。生活がはじまると、恋愛中にはわからなかった相手の欠点や短所も見え、不満や失望が増大します。だらしないとか、稼ぎが少ないとか、料理が下手、片付けができない、家事をしない、幼稚、短気、無精、傲慢、身勝手、わがまま、思いやりがない、口うるさい、愚痴が多い、不親切、無理解、横暴、しつこい、執念深い等々。

学生に結婚生活をうまく続ける秘訣を聞かれたときには、こう答えます。

「一に努力、二に辛抱、三にあきらめだね。相手の気に入るように努力し、相手の気に入らないところは辛抱し、相手を変えることをあきらめることだよ」

すると「先生は不幸な結婚をしているんですね」と同情されたりします。そう思うのは学生の浅はかさで、幸福には相応の代償が必要ということを理解していないからの感想です。

四十年を超える結婚生活で、私も学んだことがあります。

相手を変えようと思っても無理だということ。これまで何度も喧嘩、言い争い、懇願や苦情を繰り返しましたが、いくら頑張っても相手が自分の望むように変わることはありません。それなら不愉快な思いをするだけ無駄なので、不満を口にしなくなりました。すると平和が訪れました。

以前、胃薬のCMで、女優の木南晴夏さんが亭主役の濱田岳さんに、「期待しなくなったら、楽になったの」と言うのがありましたが、これも平和な結婚の秘訣でしょう。夫婦不和や離婚は、相手に期待しすぎることが大きな原因です。

家庭での役割の悩み

恋愛中は互いに快適な恋人の役割を果たしていればいいですが、結婚すると、新たに妻と夫という立場になり、さらに嫁と婿、子どもが生まれれば母と父というように、さまざまな役割を演じなければならなくなります。男女とも家庭人および社会人の役目も果たさなければなりません。

嫁と婿の立場は特にむずかしく、好きでもない他人である姑や舅と付き合う必要があります。互いに賢明で人柄がよければ良好な関係を結べますが、心が狭かったり、権威的だったり、配慮に欠けたり、わがままだったり、迂闊だったり、感情的だったりすると、危険をはらむことになります。

嫁姑問題は、有吉佐和子の『華岡青洲の妻』を読むまでもなく、古来、普遍的な困難で、母親が息子を溺愛している場合などは、あたかも嫁が恋敵のようになり、言葉の端々にトゲがまじり、表向きは笑顔でも裏で意地悪や悪口の連発ということになりかねません。嫁は嫁で泣いたりわめいたり、絶縁を求めたりして夫を苦しめます。母親も息子を嫁に取られまいと、強気に出たり、衰えを誇張して同情を買ったりして圧力を強めます。板挟みになった夫兼息子は大きなストレスを抱えることになります。

母親と妻がうまくやってくれるとありがたいですが、逆に仲がよすぎると、二人が結託してあれこれ要求したり、苦情を言うようになったりして、息子兼夫はこれまたストレスにさらされます。

舅と婿の関係も微妙で、互いにつかず離れずの関係が平和なようです。

子どもができると、舅と姑は祖父、祖母となるので、関係が改善されることもあります。嫁と婿は血のつながりがないけれど、孫は直系なので、孫を介してそれまでのわだかまりが解消されるからです。

祖父母はある意味、気楽な立場ですが、父と母はそうはいきません。赤ん坊や子どもはかわいいですが、言うことを聞かない、ものを壊す、汚す、暴れる、泣き叫ぶ、なかなか寝ない、ミルクを飲まない、飲んでももどす、野菜を食べない、好き嫌いを言う、病気をする、夜泣きをするなど、手がかかり、思い通りにならないことも多いので、子育てはたいへんな重労働です。

私も娘夫婦の子育てを見ていると、その困難さにほとほと同情させられます。よほどの心の準備がなければ、感情的になって、怒鳴ったり、叩いたり、虐待の一歩手前までいくのも致し方ないかと、容認せざるを得ないこともあります。

今は子どものできない夫婦も増えていて、妊活も珍しくなくなりました。子どもがほしいと願う夫婦は、子どものかわいらしさ、かけがえのなさにばかり気持ちが向いていますが、子育ての厳しさ、過酷さを甘く見ていると、いざ、子どもを授かったあと、産後うつから虐待、場合によっては心中に至る危険もあることを知っておく必要があるでしょう。

今は結婚適齢期が死語となり、十代で子どもを持つ早婚カップルもいれば、三十代後半で初産を迎える晩婚カップルもいます。早婚カップルは、体力があるので子育てには有利ですが、生活基盤が弱いため、経済的に苦労する危険があります。逆に、晩婚カップルは経済力があるので、生活には余裕がありますが、体力がついていかず、子育てに苦労することも多くなります。

仕事と家庭の両立

仕事と家庭の両立は、人生において重大な課題です。が、実現は簡単ではありません。家庭を大事にしすぎると、勤務が疎かになって評価が下がり、仕事を優先しすぎると、家庭が犠牲になって、夫婦不和や子どもの反抗、非行などを招きかねないからです。

定時になればさっと帰宅でき、休日はきっちり休むことができて、好きなときに好きなだけ有給休暇を取得でき、産休や子育て休暇、介護休暇も遠慮なく取れるような職場なら、家庭との両立も可能でしょう。

また、毎日残業が続いたり、急な仕事で帰りが遅くなっても、配偶者や子どもが笑顔で迎えてくれ、予定外の仕事で休日の約束がキャンセルになっても怒ったりむくれたりせず、仕事の愚痴もいやがらずに聞いてくれ、子育てや老親の介護を担わなくても怒らず、給与の額にも文句を言わない相手に恵まれたなら、仕事との両立もしやすいかもしれません。

実際にはそんな状況はまずあり得ず、むしろ反対がふつうでしょう。

現実が厳しければ厳しいほど、悩みは深くなり、心身ともに疲弊し、忍耐力、理解力、寛容力が弱り、キレやすくなり、あるいは抑うつ的になったりして、両立どころか、仕事も家庭も両方破綻させかねません。まじめすぎる人や、完全主義者、悩みを引きずりやすい人は要注意です。

破綻を避けるためには、バランス感覚が大事で、上手に優先順位をつけ、少しくらい不完全でもよしとする鷹揚さが必要です。

世の中はどうせ思い通りにならないのだから、あまり欲張らず、そこそこで満足する気持ち、すなわち、「少欲知足」が有用ということになります。

家庭に潜むさまざまな危機

職場にさまざまな症候群があるのと同じく、家庭にもさまざまな危機が潜んでいます。当人の精神的な健康を害するだけでなく、離婚や家庭崩壊、さらには人生を棒に振る危険さえはらんでいます。

なぜそんなことになるのか。具体的に見ていきましょう。

・DV（配偶者暴力）

夫婦間暴力ともいわれますが、正式な婚姻でなくても、事実婚や内縁関係でも起こり得ます。

暴力の形態としては、殴る、蹴る、髪の毛を引っ張る、物を投げつける等の「身体的暴力」、大声で怒鳴る、他人との付き合いを禁じる、無視する、脅す、人格を否定する等の「精神的暴力」、いやがる性行為の強要、中絶の強要、見たくないポルノなどを見させる等の「性的暴力」があります。被害者は女性が圧倒的ですが、「精神的暴力」では男性が被害に遭っている場合も少なくありません。

きっかけはさまざまですが、加害者側にはこれまでにも暴力をふるったことがあるとか、両親にもDVがあったとか、支配的な性格、嫉妬深い、感情の揺れ幅が大きいなどの特徴が見られます。

暴力をふるったあとは深く反省し、土下座をして二度と繰り返さないなどと言いますが、許すとすぐにまた繰り返します。

私の妻の友人は、医者の夫に暴力をふるわれ、幼い息子といっしょに我が家に避難してきたことがあります。顔には殴られた痕があり、片方のまぶたはふさがり、首にも赤い痣《あざ》ができていました。

数日後、彼女は周到な用意をして、夫が出勤したあと、荷物をまとめて息子ともども行方をくらませました。夜、帰宅した夫は、家の中が空っぽになっていて、さぞびっくりしたことでしょう。

ところが、彼女の逃げた先があまり遠くでなかったため、しばらくして、公園に散歩に出かけたところを見つかってしまい、逃げようとしたら夫はその場で土下座をして、「もう二度と暴力はふるわない」と涙ながらに謝ったそうです。

彼女はその言葉を信じて家にもどったのですが、すぐまた暴力をふるって、結局、離婚となりました。まるで教科書通りのDV夫だなと感心した覚えがあります。

ちなみに、その夫は別の女性と再婚したそうですが、二番目の妻にも暴力をふるって離婚されたとのことです。よほど厳しく心を入れ替えないと、もともとの性格は直らないようです。

・共依存

暴力をふるう配偶者などと、なぜいっしょに暮らし続けるのかと、不思議に思いますが、被害者は半ば洗脳され、暴力をふるわれるのは自分が悪いからとか、これくらいの暴力はふつうだとか、家庭を壊したくない、あるいはもうすぐ収まるだろうなどの思いで、被害者側が我慢してしまうこともあります。

それ以外に、「共依存」と呼ばれる状態があり、DVにかぎらず、アルコール依存やギャンブル依存、長期間の無職や犯罪傾向など、大きな問題を抱える配偶者を支えることが、自分のレゾンデートル（存在価値）になっている状態です。

この人はわたしがいないとダメになるという感覚で、相手に認められるとか、頼られることでしか満足を得られなくなる状態です。そのため、過剰に献身的であったり、自己犠牲的であったり、ときには常識はずれなほど相手に尽くしたりします。

困るのは相手が立ち直りかけると、共依存に陥った側が無意識にそれを妨害してしまうことです。たとえば、アルコール依存を脱して、禁酒を続けている相手に、「ビールくらいなら」と勧めたりします。悪意はありませんが、相手が立ち直ると自分の出番がなくなるので、無意識に依存関係を続けようとするのです。

共依存に陥りやすいのは、自分に自信がないとか、現実を正しく判断できないとか、自尊心が低い、他者との境界があいまい、自分をうまく表現できない等の人ですが、いったんこの状態に陥ると、いろいろなしがらみができ、心の健康を乱したまま、なかなか抜け出せないようになります。

・機能不全家族とアダルトチルドレン

DVやアルコール依存、ギャンブル依存、あるいは経済的困窮や極度の夫婦不和、夫婦の未成熟などの問題を抱えた家庭では、夫も妻も本来の役割を果たせなくなり、生活が乱れます。このような状態を「機能不全家族」と呼びます。

なぜそうなるかは、簡単には解明できません。だれしも幸福な家庭を望んでいるはずなのに、自ら転げ落ちるように不幸へと突き進んでいくのですから。我慢が足りないとか、意志が弱いとか、考えがなさすぎると批判するのは簡単ですが、それだけでは解決になりません。

機能不全家族のもとで育った子どもは、適切な愛情や保護、教育を受けられず、生きていくことへの「基本的信頼」（自分は生きていてもいいとか、幸せになれるという感覚）が育たず、いわゆる「アダルトチルドレン」になる傾向があります。もともとはアルコール依存の親に育てられて生きづらさを抱えた子どもを指していましたが、現在では機能不全家族に育てられた子ども全体に多いとされています（子どもっぽい大人〔＝チャイルディッシュ〕とはちがいます）。

アダルトチルドレンには次のような特徴があります。

・正しいことの確信が持てない。
・自己否定的。
・自尊心が低い。
・周囲の期待に応えようとしすぎる。
・物事を楽しめない。
・いやなことでも断れない。
・他人の評価を過剰に気にする。
・ストレスを抱え込み、生きづらさを感じやすい。

これらを克服するには、カウンセリングや認知行動療法（認識を変えて気持ちを楽にする精神療法）がありますが、最終的には自分で立ち直る以外にないようです。

・セックスレス

セックスレスが精神の健康を害している状態とは、必ずしもいえません。夫婦の双方が求めていないのであれば、レスでも問題ありませんし、高齢になればなくなるのも自然でしょう。

問題は一方が求めているのに、他方が拒絶している状況です。レスといっても、まったくない状態だけを指すのではなく、年に数回程度、月に一回未満も含まれます。セックスはあっても自分の期待回数に沿わないと、レスと感じる配偶者もいるでしょうが、毎日でもしたいのに、週に三回しかしてくれないからレス、とはなりません。

セックスは健全な行為ですが、恥ずかしさや淫靡《いんび》なイメージが伴うので、パートナーの間でも気軽に誘い合いにくい側面もあります。

心理面だけでなく、身体的にも勃起不全や潤い不足、痛み、出血などで、セックスがうまくできない状況もあります。

セックスレスについては、年代別の実施割合、都道府県別、さらには国際的な国別のデータもあるようですが、参考にはなっても自分に当てはまるかどうかはわかりません。

セックスのイメージは時代とともに変化し、私が若いころには、「婚前交渉」という言葉もまだ残っていましたが、今は死語になっています。三十代の看護師に、むかしは婚前交渉という言葉が否定的に語られていたと話すと、「セックスみたいに大事なことを、試しもせずに結婚していたんですか」と、心底、驚いたように言われました。たしかにそうだと納得しましたが、自分に合うセックスがどういうものか、一回や二回でわかるのでしょうか。いろいろ試せば試すほど、一長一短を知ってしまい、かえって満足できないかもしれません。

それより一人のパートナーだけで、セックスとはこういうものだと納得するのも一法かとも思えます。いろいろなセックスを知っている人から見れば、哀れと思われるかもしれませんが、知らぬが仏、足るを知る、です。

・仮面夫婦、家庭内別居

セックスレスになっても、必ずしも愛情がなくなるわけではありませんが、仮面夫婦や家庭内別居は通常、セックスレスです。

結婚するときから愛情がゼロという夫婦も珍しいでしょうが、死ぬまで結婚当初の愛情が続く夫婦も多くはないでしょう。やはり愛情は結婚したときがピークで、角度は別として、年月とともに右肩下がりになるのは自然です。

その下がり方が急だったり、突然、角度を増したりして、ゼロになった場合、それでも離婚しないと「仮面夫婦」となり、「家庭内別居」ということになります。

愛情が冷め切っているのに、なぜ離婚しないのか。理由は世間体が悪い、子どもがいるから、経済的に自立できない、結婚するときの事情（世話になった人がいる等）で離婚しにくいなどが主なものです。

仮面夫婦になると、互いに興味も関心もなくなり、ロクに会話もなく、必要事項はメールやメモで連絡するなど、家庭内に冷ややかな空気が流れます。

互いの顔も見たくないという状況にまで進むと、家庭内別居となり、同じ家に住みながら、別の部屋に閉じこもり、食事もバラバラ、洗濯も掃除も自分の分しかしないようになります。

当然、家の雰囲気は荒《すさ》み、子どもの養育を考えて離婚しなかったのに、逆に子どもに悪影響を与えて、非行や家出、事件を起こすようなことにもなりかねません。

私の知人も仮面夫婦から家庭内別居になり、妻は料理もしてくれないし、風呂は互いが入ったら湯を落とすと言っていました。不経済この上ないのですが、どうしようもないのだと。離婚は妻が受け入れてくれないと言います。そもそもの発端が、自分がパソコンに夢中になって妻を顧みず、しかも仕事をしなくなって収入が激減したことらしいです。生活は保有するマンションの家賃収入で、自分たちもその一室に住んでいるので、妻に出て行けとは言えず、ダラダラとこの状態が続いているのだといいます。息子は自立して家を出ていますが、ほとんど絶縁状態とのこと。

かつては私たち夫婦といっしょに食事をしたり、二人が仲よく旅行をしていたときのことを知っている私としては、どう声をかけていいのかわかりません。

●離婚の危機

離婚が「バツイチ」と称されるようになってから、ハードルがぐっと下がった気がします。

離婚の件数は、二〇〇二年をピークに現在まで漸減していますが、結婚の件数も減っているし、事実婚や内縁関係もあるので、統計のデータは必ずしも実情を反映しないかもしれません。それでもおおよその割合として、結婚したカップルの三組に一組が離婚しています。

何事にもいい面と悪い面があるように、離婚にもメリットとデメリットがあります。

メリットはいやな相手と別れられる、苦しまなくていい、自由を手に入れられる、人生をやり直せる、慰謝料をもらえる、ストレスから解放される等です。

離婚はネガティブな結婚生活を解消することですから、当初はメリットが大きいですが、時間とともにデメリットが効いてきます。

まず、経済的に相手に頼れなくなる。家事全般を自分でしなければならなくなる。子どもに片親の状況を強いる。病気をしたとき、事故やトラブルに巻き込まれたとき、頼れる相手がいない。孤独に耐えなければならない。仲のいい夫婦や、経済的に余裕のある夫婦を見てうらやましくなる等々。

離婚するなら、先のことも考えてしなければなりません。しかし、先のことを考えすぎて、我慢ばかりの人生を送ってしまうのも考えものです。

成人期前期ばかりでなく、成人期後期でも離婚はあり得ます。いわゆる熟年離婚で、自分のマイナス面に無自覚のまま、妻の気持ちに気づかずに中高年になった男性が、離婚届を突きつけられるというパターンが多いようです。「だれのおかげで今まで暮らせてきたと思っているんだ」などと口にすると、さらに深く大きな墓穴を掘ることになります。

私自身は若いころ、一度、離婚を考えたことがあります。外務省に入って、慣れない海外勤務をはじめたころ、妻との性格の不一致が我慢の限界に近づいて、真剣に別れることを考えました。

ところがどういう巡り合わせか、そのときに妻の父が急死して、妻と子どもは帰国し、私も葬儀には参列しましたが、赴任地のサウジアラビアにはひとりでもどらざるを得ませんでした。単身になってあれこれ考えるうちに、いっときの気持ちも収まり、むしろ妻がいることのありがたみが身に染みて、三ヵ月後に赴任地にもどってきてくれたときには離婚のオプションはなくなっていました。

かたや、妻が私と離婚したいと思ったことがあるかどうかはわかりません。本気でそう思うときには、水面下で気持ちが固まるものでしょうから。

第五章　困難な青年期

いきなり決断の時

青年期とは、大人になる一歩手前から、大人になりたての時期、すなわち高校卒業後の十九歳から二十五歳前後までを指します。

青年期はまた、個人的な存在から社会的な存在への通過点でもあります。それまではいろいろ悩みはあっても、多くは子どもの悩みで、一生を左右する大人の悩みとは、ある意味、次元がちがいます。

青年期には目の前のことだけでなく、長きにわたって続く人生のスタートを切る決断をしなければなりません。すなわち、就職と結婚です。この二つをどうクリアするかによって、その後の人生が大きく変わることは、大人ならだれしも身をもって体験しているでしょう。しかし、当の青年たちにはその自覚は薄く、当然、準備も十分ではありません。いわば突然、人生を左右する「決断の時」を突きつけられる感覚を抱きがちです。

大学で私の講義を受けていたのは一、二年生だったせいか、「君たちが今、直面しているのがこの決断を迎える時期だよ」と、やや圧力を強めて伝えましたが、反応は鈍いものでした。気を引き締めるとか、実力を高めて準備をするとかいうのではなく、今はまだ考えたくないとか、まだ焦らなくてもいいでしょうという気楽な顔の学生がほとんどでした。

急に決断の時と言われてもと、戸惑う反応も見られました。世の中全体が優しくなり、社会に出たら厳しい現実が待っているとか、甘い考えでは通用しないなどの、辛口の助言をする大人が減ったせいかもしれません。

職業的決断

どんな職業を選ぶかは、社会人としての第一歩であり、人生にとって大きな決断となります。

就職とは、その職業の内容やシステム、組織の方針、同僚や上司、社会的役割と責任を受け入れることで、自らが社会的な存在になることです。当然、自分勝手は許されませんし、子どものようなごまかしや言い訳も通用しません。それだけ厳しい環境に置かれるわけですが、その代わりに自由や安定、豊かさを手にすることができ、「自己実現」という人生の大きな目標に近づく道でもあります。

希望通りの就職先が得られれば、精神面で有利になりますが、希望が叶わないと社会生活のスタートから苦しい状況になります。意に沿わないところに就職すると、自分はこれでいいのか、これが自分にふさわしい仕事か、こんな仕事に意味があるのか等、疑問を抱えながら毎日をすごすことになります。

希望通りの就職を果たしても、実際に働きはじめると、予想外の困難やつらさに直面して、せっかくの仕事を続けられなくなる場合も少なくありません。

たとえば高齢者のお世話をしたいという善意から、介護職に就いた人が、お年寄りから「ありがとう」の言葉をかけてもらえるかと思っていたら、便失禁や弄便《ろうべん》の後始末、痰や唾をかけられる、長時間の食事介助、徘徊の付き添い、暴言を吐かれたり、頑強な介護抵抗に遭ったり、女性の場合は露骨なセクハラを受けたりして、あっという間に退職するケースがあります。事前に都合のいい期待を抱いていると、現実に心が折れてしまうのでしょう。

私の娘は銀行に就職しましたが、銀行員に憧れて就職した同僚の中には、イメージとちがうと落胆して、早々にやめた人が何人かいたといいます。娘自身は何も考えずに入行したので、甘い夢を描かなかったのがよかったと言っていました。

また、ある学生はエリートの多い企業に就職できたと喜んでいましたが、いざ仕事がはじまると、そのエリートたちと社内で競争しなければならないので、決して楽観はできないでしょう。

逆に、気に入らない就職先でも、頑張って働いていれば、仕事の意義や面白みがわかってきて、やり甲斐を感じられるようになることもあります。エリートのいない職場なら、自分がのし上がるチャンスも大きいわけで、気分よく働ける可能性も高まります。

この仕事は自分に向いていないなどと言う若者もいますが、自分に向いているかいないかなどは、単なる思い込みで、どんな仕事でも続けていれば自分のほうが仕事に向くようになります。

要はどんな仕事に就いても楽なものはなく、自分をその仕事に合わせる努力をする覚悟があるかどうかでしょう。

偉そうなことを書きましたが、私自身は医学部に入ったことで、国家試験にさえ受かれば医者になることはほぼ決まっていたので、職業的決断を迫られることはありませんでした。

しかし、どの科に進むのかは考えねばなりません。私は小説家になることしか考えていなかったので、科の選択も積極的なものではなく、消去法でした。まず、マイナーな科（眼科や耳鼻科、皮膚科など）はつぶしがきかないのでパスし、内科は勉強が必要なので却下し、外科系でも脳外科や心臓外科は一刻を争うことが多いので敬遠し、守備範囲が広くて、さほど緊急事態も多くない消化器外科を選びました。そのまま入局する同級生も多かったのですが、私は小説を書く時間がほしかったので、研修期間を延長して二年目は麻酔科の研修医になり、さらに麻酔科の勤務医から、また外科医にもどったのは前述の通りです。

終身雇用と年功序列の崩壊

終身雇用と年功序列は、もはや死語のようになっていますが、昭和の時代では日本独自の古きよき雇用形態とされていました。現在でもそのシステムが廃止されたわけではなく、建て前上はともに是認されていますが、現実的には崩壊したといってもいい状況でしょう。

終身雇用と年功序列に相対するシステムは、転職の自由と実績主義です。

何事にもいい面と悪い面があり、相対する概念では一方のいい面が他方の悪い面になっています。

終身雇用ではいったん就職すると、会社が倒産さえしなければ生涯失業の心配がなく、生活が安定するというい い面がある反面、実力があってもほかの企業に移れないという悪い面があります。また、会社全体が家族的な雰囲気になり、困ったときには助け合うというメリットがある代わりに、公私混同や面倒な付き合いも必要になるというデメリットがあります。

かたや転職が自由になると、公私混同的なしがらみからは自由で、愛社精神を求められる必要もない代わりに、家族的なつながりのない冷ややかな関係になります。実力さえあればほかの企業に移って、高給を取れるというメリットがある反面、転職先で実績をあげられなければ、給与を下げられたり、居づらくなってやめざるを得なくなる危険性もあります。

年功序列でいうと、メリットは年齢が高くなれば優遇されることですが、デメリットは若いときに冷遇されるということです。実績主義では、若くても実績をあげれば優遇されるというい い面がある一方で、年齢が高くても実力がなければ冷遇されるという悪い面があります。

以上のことからわかるのは、終身雇用と年功序列はだれにでも優しいシステム、はっきり言えば、有能でない人や努力しない人にも楽なシステムだったということです。いったん就職すれば一生安泰ですし、さほど優秀でなくても、年齢に従って地位があがるのですから。

そういう優しいシステムに感謝して、自分のためだけでなく、会社のため、ひいては日本のために一生懸命働く人々がいたのも事実で、そういう人々のおかげで、日本が戦後、高度経済成長を遂げたという側面もあります。

しかし、時代は移り、バブル経済の崩壊以後、グローバル化や情報システムの変化などで状況が変わり、古きよき日本の雇用システムが崩れてしまいました。特に職場のＩＴ化は、年功序列を心理的に葬ったといえるでしょう。かつては年長者がノウハウを身につけ、若年者を指導していましたが、ＩＴに関しては、若年者が年長者にノウハウを教えているのですから。

転職の自由と実績主義が広まったおかげで、優秀な人や努力する人は、会社に縛られず、若くても高い収入を得てキャリアアップしていけるようになった反面、さほど優秀でない人や努力しない、あるいはできない人は、冷遇されて精神の健康を維持しにくい状況になっています。冷遇されても自分の能力ではそんなものと、謙虚に受け入れられる人は大丈夫ですが、能力がない人にかぎって実力以上にプライドが高いので、不平不満が募ります。

優秀な人や努力する人が優遇されるという状況は、ある意味、フェアなことですが、弱肉強食の非人間的状況になりかねず、必ずしも健全とはいえないでしょう。

一方、社会主義的に能力や努力の有無にかかわらず、すべてが等しい報酬を得るシステムにすれば、優秀な人は不満を抱き、努力をする人もいなくなって生産性が落ち、これもまた健全とはいえない状況になります。

問題は、不健全だとわかっていても、状況を変えることは簡単でないということでしょう。

結婚というギャンブル

青年期には職業同様、結婚に対する決断も迫られはじめます。

まずは、結婚するのかしないのかの決断。次に、するならだれとするのかの決断。

私事ながら、私は大学時代に四年間付き合っていた彼女がいたので、大学卒業と同時に結婚しました。そのことに迷いはなかったのですが、今から思うと、この結婚は競馬新聞も見ずに目の前の馬に大金を賭けるのも同然でした。四年間付き合ったとはいえ、同棲したわけでもなく、互いの人生観もよく知らず、ただ恋愛感情に任せて決めたので、新婚時代には意外な食いちがいや期待はずれで、大小さまざまな衝突がありました。

それでも情報が少ないということは、考える余地も少ないということで、迷わずにすむ分、楽だったといえるかもしれません。

研修医仲間のある友人は、三十数回、見合いを繰り返し、中にはダブルヘッダーやリターンマッチもあり、それでも決められずにいました。理由はよさそうな相手に出会っても、顔は前の相手のほうがよかったとか、性格は別の見合い相手が優しそうだったとか、過去に断った相手と比べてしまうからとのことでした。迷いに迷った挙げ句、結局は自分で見つけた女性と結婚しました。

同じ病院に勤務していた整形外科の医師は、見合いで結婚したあと、新婚旅行中に大げんかをして、絵に描いたような成田離婚をしました。新婦はとびきりの美人だったけれど、あり得ないほどのわがままで、見た目で結婚を決めたのが失敗だったと、当人は自虐的に解説していました。

見合いはもちろん、数年付き合ったとしても、その後の長い人生をともに暮らすのにふさわしい相手を選ぶのは至難の業です。ただでさえ、青年期は人生経験も浅く、価値観や人生観も固まっていないので、互いに未知数のまま結婚に至るというのが、実際のところでしょう。

だからといって、慎重になれば迷いが増えるばかりで、完璧な相手など存在するわけもなく、自分だって相手にとって最良だと胸を張るのもむずかしく、そうこうするうちに年ばかり重ねて、選択肢が狭まったりします。もし子どもを産もうと思うなら、女性は三十歳以降、妊娠の確率が下がり、先天性異常の危険性も高まるので、悠長に構えてはいられません。

結婚で幸せをつかむには

結婚はほかの人間との同居でもあるので、不自由だったり、我慢を強いられたり、腹が立ったりもします。不倫や浪費癖、価値観の相違や、性格の不一致で、不愉快な思いを強いられることもあります。仲がよくても、互いの病気や事故、リストラや詐欺被害に遭う可能性もありますし、最後は死別という大きな不幸に直面することも考えなければなりません。

その点、独身だと気楽ですし、経済的な余裕もあり、自分の好きなように時間も使えますが、孤独だったり、老いてからのことが不安だったり、子どもや孫を持てないなどのマイナス面もあります。

もちろん、結婚していても夫婦仲が悪ければ孤独でしょうし、子どもや孫に恵まれないことも多々あります。また、子どもや孫がいても、病気や非行やイジメ、不登校、家庭内暴力、ひきこもりなど、親や祖父母が心を痛める事態も少なくありません。

私の母の友人の高齢女性は、かつて娘さんが自殺を仄めかして家出をし、行方不明になったので、心配のあまり血圧が上がって倒れました。私がようすを見に行くと、ベッドに倒れ込んだまま、頭を抱えて、「ほんまに子どもなんかおらんほうがまし」と、繰り返していました。世の中には不妊で悩むカップルもいるのにと思いましたが、自殺を仄めかすのははじめてではないので、彼女の嘆きも心からの叫びでしょう（その後、娘さんは何食わぬ顔で帰ってきました）。

結婚にはさまざまな危険が潜んでいますが、うまくやれば大きな幸福ももたらしてくれます。そのために必要なことは、責任と自制を受け入れることです。双方が夫や妻、父や母として、家事、子育て、介護の責任を果たし、感情をコントロールして、相手に敬意と愛情を示せば、安定と豊かさが得られ、幸福へとつながります。

J・F・ケネディの有名な演説になぞらえて言うなら、「相手が自分に何をしてくれるかではなく、自分が相手に何をしてあげられるかを問いなさい」ということでしょう。

生きる意味の追求

精神保健学の教科書によると、思春期から青年期の若者は、生きる意味を追求しないでは、精神的に健康ではいられないとあります。

生きる意味の追求は、「価値観」の創造でもあります。自分のすべてを賭けられる何か、自分固有の価値観を見つけることができれば、それがアイデンティティの獲得になり、その後の人生で精神的な支えになります。

その「価値観」は、独りよがりなものであってはならず、社会や他人からも評価されなければなりません。特に自分が共感を示す他者からの評価が重要で、青年期は常にその存在に過敏になります。

周囲の評価が気になるのは、未熟で実績がないからで、社会に出て間がない青年期には致し方ないことです。

また、経験を積んでいないために、極端な考えに走ったり、途中で混乱に陥ったりもします。幼児性の名残として自己中心性を見せるかと思えば、理想的な愛他主義に染まったり、強い保守性を示すと同時に、甚だしい革新性や過激思想に染まったりもします。平和主義や人類愛を訴えながら、仲間割れをして対立し、ときには同志を殺傷する事態になったりします。かつての学生運動が多数の内ゲバ事件を起こし、連合赤軍事件では、リンチによる十数名の同志殺しも行われました。一九八〇年代後半から九五年にかけて発生したオウム真理教事件でも、もともとは善良な気持ちで参加した信者たちが、教祖の指示で敵対する弁護士一家を殺害したり、地下鉄でサリンを撒いて無差別殺人を行うまでになりました。

これらは青年期特有の知性偏重（いわゆる頭でっかち）や、鋭い感受性、強い好奇心や共感性（すぐに仲間と盛り上がる）などによるものですが、他方、青年期には虚無的な無関心、独善的な高踏趣味、世の中を斜《はす》に見る冷笑主義などもあり、一九七〇年代に学生運動が衰退したあとの若者に見られた「三無主義」(無気力、無関心、無責任)は、その表れでしょう。いわゆる「しらけ世代」です。

一九七五年に二十歳になった私は、まさにこの世代で、残り火のように細々と続いていた学生運動を横目に見ながら、社会の動きや政治には無関心で、大学の講義や実習も最低限しか参加せず、手探りで小説家になる道を求めて、目の前の享楽にかまけていました。医学部のクラブでサッカーをし、油絵を描いたり、映画を観たり、一人旅で各地を放浪したりと、今ではあり得ない大学教育の緩さに甘えきっていました。古きよき時代ですが、同級生の多くは立派な医師になるための勉強に邁進していて、根無し草の私を憐れみの目で見ていたようです。

勝手にモラトリアム

私の青年期は、自分の中では悶々とした思いを持ちつつも、勝手に入った長いモラトリアムだったと思います。

モラトリアムとは猶予期間のことで、社会的な人間になって自立することを猶予された状態です。

青年期には生きる意味の追求が必要と書きましたが、私の講義を受けた二十歳前後の学生たちには、目の前の日常をただ何となく生きているように見える者も少なくありませんでした。生きる意味など、まだ考えたくないと目を背けている者、考えてもわからないと投げ出している者、考えることを思いつきもしない者などですが、彼らは自分の価値観を創ることを自ら猶予しているわけで、モラトリアムの状態にいるといえます。

青年期が終わりかけても就職せず、就職しても転職を繰り返したり、フリーターの状態を続ける人は、職業的同一性を自分に猶予していることになり、モラトリアム人間と称されます。

結婚についても同様で、よい相手に恵まれない場合もあるでしょうが、積極的に結婚する意思を見せないとか、相手を探そうとしない人は、モラトリアム人間ということになります。

モラトリアム人間は決断を避けているので、失敗のリスクは回避されますが、決断をしないままでは社会人にも家庭人にもなれず、年ばかり重ねることになります。

若者がモラトリアムに陥る原因として、「ヤマアラシのジレンマ」というものがあります。ヤマアラシは全身がトゲで覆われているため、孤独を感じて仲間に近づくと互いのトゲに刺されてしまい、それを避けるために離れると孤独に陥るというものです。

職業を選び、結婚相手を選んで大人の社会に入ると、人間関係が密になるので、自己愛型の傷つきやすい人はモラトリアムの状態に逃げ込んで、実人生に踏み出すことを保留しがちです。

私自身も外科医から大使館の医務官になって現場を離れたのは、医者として中堅になる役割を放棄して、小説家になる道を模索するためでした。それが結果も出ないまま九年におよび、四十代になって帰国したときは、さすがにこれ以上はモラトリアムも続けられないと覚悟しました。そこからデビューするまでの六年間は、どれだけ続くかわからないトンネルを掘っているようなつらくて空しい日々でした。

自分探しの罠

せっかくこの世に生まれたからには、悔いのない人生を送りたい。理想の人生、ほんとうにやり甲斐のあるものを見つけたい。それが自分探しの動機でしょう。

そんなことを思うのは、だいたい仕事がうまくいかないとか、やる気が起こらないときです。イケイケのときに自分探しなどする人はいません。

自分探しをはじめるにはいったん立ち止まり、仕事を休んで時間を作る必要があります。かつてはアテもなく海外を放浪するとか、世界中を巡って見聞を広めるとかが流行りましたが、実際にうまくいったという話はあまり聞きません。そんなことをして見つけた自分が、日本の現実で役立つとも思えないからです。

そもそも自分探しをする間の生活費はどうするのか。親に頼っているようではただの甘ったれだし、自分で稼いでいるならそれがほんとうの自分で、わざわざ探しに行く必要もありません。

「これはほんとうの自分じゃない」とか、「俺はまだ本気を出していないだけ」などというのも、高齢者になった私などからすると、自分をごまかしているだけとしか思えません。ほんとうの自分など、別に探しに行かなくても目の前にあるのがそれで、それを認めないのは現実を受け入れることを拒否しているだけですから、モラトリアムということになります。

ネットでは自分探しの効用や必要性を説くサイトもありますが、よく読むとたいていは自己啓発セミナーや心理学講座に誘導するビジネス絡みです。それで救われる人もいるのかもしれませんが、自分探しをするということは、今の自分を認めないことでもあるので、新しい自分が見つからなければ、落胆して結局はもとの自分にもどるということになりかねません。

ほんとうの自分を見つけるには、今の自分に打ち込む以外にないでしょう。

ニート・ひきこもり・フリーター

ニート（NEET）はNot in Education, Employment or Trainingの頭文字を取ったもので、学生でもなく働いてもいず、働くための訓練も受けていない人のことです（専業主婦や病気や障害で働けない人は除きます）。

ニートになる理由は、職場でのパワハラや過重労働、人間関係のストレスなどで仕事が続けられなくなったという同情すべきものから、単に働くのがいやというふざけたものまでさまざまです。共通しているのは、ニートになっても生活ができているということです。ひきこもりも同じで、働かなくても生きていける状態が、ニートやひきこもりを可能にしているひとつの背景でしょう。

ニートとひきこもりのちがいは、ニートは仕事や勉強をしていないだけで、それ以外はふつうに暮らしているのに対し、ひきこもりは家族以外と交流を持たず、コンビニでの買い物程度はできますが、基本的に外出せずに暮らしています。さらにニートは厚労省の定義では十五歳から三十四歳までという年齢制限がありますが、ひきこもりに年齢制限はありません。ニートに年齢制限があるのは、就学就労が可能な年齢なのに参加していないということで、三十五歳以上になると就学就労のチャンスがぐっと狭まり、ニートとさえ呼べなくなります。ニートの状態にある人は、手遅れにならないようこの厳しい現実を認識するべきでしょう。

私の知人の息子は、一流大学を卒業後、縁故入社で大企業に就職したものの、会社でイジメに遭い、出社できなくなって、以後、四十年以上ひきこもりになっています。カウンセリングを受けたり、専門医に相談したりと、いろいろ努力もしたようですが、現実を受け入れられず、過去の栄光（スポーツ万能で学生時代に注目された）が忘れられなかったり、家が裕福で生活に困らないことなどから、結局、立ち直ることができずに還暦をすぎてしまいました。

フリーターはアルバイトの形で仕事をしている人のことで、正規雇用になれずに致し方なくなっている人や、ほかにやりたいことがあって正規雇用を避けている人もいますが、正規雇用の窮屈さがいやでフリーターになっている人もいます。アルバイトやパートは責任も軽く、自由もききやすいのがメリットですが、不安定で多くの場合、病気や怪我のときの保障もなく、福利厚生も得られないというデメリットがあります。

ニートもひきこもりもフリーターも、人生の決断と責任を避けているという点で、モラトリアム状態であるといえます。

モラトリアム期のさまざまな症候群

青年期は未熟で不安定なため、成人期前期とは異なった精神保健上の問題がありまず。多くは青年期にありがちな自意識過剰や精神の脆弱性、繊細すぎる性格、強すぎる自尊心などが原因です。

これらは青年期以前の子ども時代から根を張ってきたものが多いので、問題が起きてからでは対応に苦慮します。厳しく指導すると、よけいに状況が悪化しますし、優しく寄り添うと、いつまでも甘えて状況が改善しません。

具体的には以下の通りです。

・青い鳥症候群

いつか自分にふさわしい〝青い鳥〟が見つかるにちがいないと、現実に向き合わず、就職しなかったり、就職してもすぐに転職したりする状態です。

自分を高く評価しすぎているため、自分を認めない周囲や世間が不満で、「上司が悪い」「世間は何もわかっていない」等の不平を鳴らして現実に背を向けます。

私が敬愛する漫画家、水木しげる氏の短編「神変方丈記」（『ねずみ男の冒険』所収）には、童話「青い鳥」について次のようなセリフがあります。

「うん　あの足もとに幸福があったとかいうアマイ話かい……あんなものを子供に読ますからあとになって世の中が分らなくなって苦労するんだ」

・シンデレラコンプレックス

一九八一年にアメリカの作家、コレット・ダウリングが提唱したもので、シンデレラのようにいつか自分を幸せにしてくれる王子様が現れるという幻想にとらわれた女性が、現実に向き合えなくなる状態です。

「だれかに面倒をみてもらいたい」「だれかが自分の人生を変えてくれる」などの潜在的願望がある女性は、自主性や創造性を十分に発揮できず、理想の結婚相手が現れるのをじっと待っていたり、結婚しても夫に依存し、自ら自立を捨ててしまいがちです。それがシンデレラコンプレックス、あるいはシンデレラシンドロームと呼ばれるものです。

女性も自立が求められる現代では、厄介な問題で、自立するためには人に頼っていてはダメという厳しいメッセージの裏返しでもあります。

•かぐや姫症候群

これも青年期の女性に見られるもので、自分を高く評価するあまり、男性に対して過度な要求を突きつける状態です。

かぐや姫は多くの高貴な殿方から求婚されますが、その度に高難度のプレゼントを要求し、いずれにも満足せずに、結局、育ててくれた老夫婦の恩も忘れて、月に帰ってしまいます。

この状態に陥りやすいのは、美人とか、高学歴とか、有名企業に就職しているなど、高スペックの女性です。自分はモテて当然という意識が態度に出てしまい、健全な交際に発展しません。

それに気づかず、自分はこんなに素晴らしいのに、なぜと悩むうちに心が満たされず、うつ状態になったりします。

・ピーター・パン症候群

永遠に大人にならない少年ピーター・パンの物語にちなんだネーミングで、年齢的には大人なのに、中身が子どもの男性を指します。

大人社会の醜さ、事なかれ主義やご都合主義に反発して、純真な少年の心を維持しているのならいいのですが、ピーター・パン症候群の男性は、大人としての社会的責任や決断を回避していますから、決して好ましくはありません。

特徴は自己中心的、甘え、依存的、無責任、すぐに怒る、イヤなことから逃げる、うぬぼれ、自慢が好き、ほめられたくて仕方がない、話の中心になりたい、ちやほやされたい、子どもっぽい趣味に没頭するなどです。書いていて、自分のことではないかと恐ろしくなります。

「大人になっても少年の心を失わない」などという言葉は、以前はほめ言葉でしたが、ピーター・パン症候群を知ってしまうと、言われても喜ぶ気にはなれません。

・ウェンディジレンマ

ピーター・パンの物語に出てくるウェンディは、ピーターを好きなのに、恋人ではなく母親のような役割を担ってしまいます。小さい弟やネバーランドにいる子どもたちの面倒を見るだけでなく、気まぐれで子どもっぽいピーターのために、自分を二の次にして庇護的に振る舞うのです。

ウェンディはなぜ、自分の気持ちをストレートに言えないのか。それはピーターに嫌われるのが怖いからです。母親のようにしていれば、ピーターは機嫌がよく、自分への好意も示してくれます。だからウェンディも安心していられる。しかし、ほんとうの気持ちは、恋人として見てほしい。だけど言えない。これがウェンディジレンマで、恋人や夫に本心を打ち明けられないまま自分を抑えているうちに、精神のバランスを崩してしまいます。

これもシンデレラコンプレックスと同じく、女性の自立を阻む危険性をはらんでいます。女性が自立するためには、妻や母親として生きるのではなく、自分自身として生きるべきと言われるのですが、世の中にはジレンマに陥らず、妻や母親として生きることに満足を感じる女性もいるでしょうから、問題は複雑です。

・スーパーウーマンシンドローム

かつて女性は良妻賢母といわれるように、家庭内でよき妻、母親として男性に従属して生きることが幸せとされた時代があり、そのため多くの女性が忍耐と屈辱を強いられ、自立した個人として生きることを阻まれてきました。

その状況を改善するため、女性も社会に出て仕事を持ち、男性と対等な立場で生きられるよう世の中が徐々に変化して、まだまだ十分ではありませんが、女性も生き方を選べる時代になり、よき夫を持って仕事、家庭、子育てを両立させることも可能になってきました。

可能性があれば、そうなりたいと思うのが人情で、頑張って理想的な自分を実現しようとする人が増えることは、決して悪いことではありません。仕事で活躍して実績をあげ、夫とともに円満な家庭を築き、子育てもしっかりして、自立した人間として充実した人生を歩む。

メディアでもそういう女性が成功モデルとして賞賛され、新しい生き方、好ましい立ち位置、あるべき姿として喧伝されます。

しかし、現実はさまざまな困難、不都合、想定外の壁などがあって、なかなか理想通りにはいきません。

仕事も家庭も子育ても充実している女性は、いわばスーパーウーマンで、だれもがなれるわけではない特例です。それを目指して頑張りすぎることで、ストレスが募り、ついには心身のエネルギーを使い果たして燃え尽きてしまいます。

スーパーウーマンシンドロームが、別名「ウーマンズバーンアウト」と呼ばれる所以《ゆえん》です。

・触れ合い拒否症候群

青年期になれば、社会に出る前提として、必然的に他人と触れ合う機会が増えます。

就活の情報交換や、就職して新社会人としての付き合いなど、集団の中にいると孤立してばかりはいられません。飲み会に参加したり、メールやLINEでコミュニケーションを取ったり、ネット上でのグループに参加することもあるでしょう。

しかし、それらは表面的な関係で、踏み込んだ人付き合いとはいえません。真剣な会話を交わしたり、長時間いっしょにいたり、深刻な相談をしたりすることを、無意識のうちに避けてしまう。それが触れ合い拒否症候群です。

他人との触れ合いは、深い人間関係となって共感や喜び、幸福や安心をもたらしてくれる反面、反発や怒り、屈辱や不快さを引き起こすリスクも伴います。深い関係にならなければ、喜びは少ないけれど傷つくこともありません。

そこで、子どものころから人付き合いが苦手だったり、コミュニケーションに自信がなかったり、過去に傷ついた経験などがあると、表面的な関係ですまそうとするのです。

他人と親密な関係になりたいと思っても、嫌われるのではないか、おかしな目で見られるのではないか、拒絶されて落ち込むのではないか等の恐怖が先に立って、人との関わりを避けてしまう場合もあります。

傷つきたくないという思いはだれにでもありますが、それを極端に恐れるのは、自己愛の裏返しとも考えられます。青年期は過敏なので、傷つく危険性も高いのですが、大人になって経験を積めば、よい意味で図太くなって、少々のことでは傷つかなくなります。

それを知らずに人との触れ合いを避け続けていると、いつまでも細い神経のままで、生きづらさが増します。その状態を脱するためには、少しくらいは傷ついてもいいという種の開き直りがいいのかもしれません。

・アパシーシンドローム

成人期前期でも紹介しましたが、青年期の無気力症候群は、男子大学生に多いのが特徴です。高学歴で思考力はあるけれど、それがネガティブな方向に働いて、管理社会に対する絶望や拒否、成熟や自立に対する不安、生きる意味に対する虚無感などから、無気力、無関心、無感動に支配され、無為に陥ってしまう状態です。

特徴としては、感情の起伏が乏しい、意欲や行動力に欠ける、何をやっても楽しくない、情熱を傾ける対象がない、仕事や人生に意味を見出せないなどがあります。

陥りやすいのは、まじめ、几帳面、理想と現実のギャップを受け入れられない、過去に一番の成績を取ったなどの栄光体験がある、他者との競争を過剰に意識する、負けると激しく落ち込む、主体性がない、視野が狭い、物事を考えすぎるなどのタイプです。

無気力になって虚無主義に走っても、いいことは何もありませんが、アパシーシンドロームに陥ると改善さえ求めないので、無為に安住してしまいます。人生に意味などないと決めつけるのは、高慢で未熟な人間のすることですが、アパシーシンドロームの人は、そのことに快感（何かに一生懸命になっている人がバカに見える）を覚えていることに気づいていません。

もともと人生に意味などなく、意味を求めることさえ意味がないことを知れば、無為に浸ることのバカバカしさに気づいて、少しは気力が湧くでしょう。

●リストカッティングシンドローム

以上の精神保健上の問題の多くは、おとぎ話や童話にちなんだ名称がついていることからもわかる通り、未熟さや甘えがベースで、こじらせると厄介ですが、さほど深刻な状況には至らないことがほとんどです。

しかし、このリストカッティングシンドロームは、自殺や人格障害の危険も伴うので、早期に専門家による治療が必要です。

リストカットは自傷行為の一種で、手首の皮膚を刃物で切ることを指します。手首だけでなく、腕や手のひら、手の甲や指、太ももやふくらはぎ、足首を切ることもあります。刃物で切るだけでなく、煙草の火を押しつける自傷行為も含まれます。

私の講義を受けていたある女子学生が、煙草の火傷痕を消したいと相談に来たことがあります。見せてもらうと、両腕と胸の上部に多数の瘢痕《はんこん》がありました。

煙草を押しつけたのは、中学時代に親と兄がもめていて、それがつらくて自室でやったとのことでした。今は立ち直っているので、痕を消したいとのことでしたが、医療保険の適用にはならないので、全部消すとなると三百万円ほどになると病院で言われたそうです。「何とかなりませんか」と言われましたが、どうすることもできません。

幸い、火傷痕は服に隠れる部分だったので、「しばらくは人に見られないようにします」と言って帰っていきましたが、かわいそうでした。

自傷行為は周囲の目を惹こうとしてする等の誤解があるようですが、ほとんどの場合、自傷行為は隠れて行い、多くは行為を周囲に告げることもありません。

なぜ痛みを伴う行為に走るかというと、それ以上のつらさがあるためで、経験者は「切るとほっとする」とか「気分が落ち着く」とか言います。自分を傷つけることで楽になるため、繰り返されるのです。

当然、健全な状態とは言えず、自傷の程度がエスカレートし、最終的には重度のうつ病や人格障害、自殺に至ることもあるので、早期の治療が必要です。

第六章　悩ましい思春期

カラダとココロの急変期

思春期はだいたい十三歳から十八歳、中学入学から高校卒業までの六年前後を指します。個人差はあるものの、この時期には身体的成長と精神的成長が同時に、かつ急速に訪れます。

私にも覚えがありますが、少し早めの十二歳ごろから声変わりがはじまり、身長も急に伸び、陰毛も生え、精通もありました。それらの変化は、喜びよりも恥ずかしさのほうが強く、声変わりも人に指摘されるのがイヤでした。

陰毛が生えたことはもっと恥ずかしく、親にも隠していましたが、風呂に入るときに母親に見つかり、「風にそよぐ葦」と言われて、私は顔を真っ赤にして怒りました。母は「石川達三の小説の題よ」とごまかしましたが、私はわけのわからない恥ずかしさと屈辱で、口もきけないほど腹が立ちました。母は息子の成長を喜ぶ気持ちもあったのでしょうが、私は恥ずかしいことをからかわれたようで、深く傷ついたのです。

精通があったときも、もちろん親には言えず、生半可な知識で月経と混同して、自分が女性化したのではないかと密かに恐れたりしました。急に身長が伸びたことを、近所の開業医に「ホルモンのバランスがいいんやろうな」と言われたときには、ホルモンを精液と取りちがえて、自慰行為を見透かされたのではと、顔から火が出るほど恥ずかしかったです。

中学に上がると好きな女の子ができて、彼女のことが頭から離れず、学校で出会えばそれだけで幸せな気分になり、ノートに似顔絵を描いたり、仲よくなれるまじないをしたりしました。正月にクラスのちがう彼女から、思いがけず年賀状が届いたときには、天にも昇る気持ちとはこういうことかと、幸福な気分に浸りました。

思春期の入り口は私にとって、心身の急な成長に羞恥心を抱きながらも、悩ましくも甘美なものでした。

アイデンティティの芽生え

思春期にはアイデンティティや自我の芽生えがあります。

無邪気に遊んでいたジャリの時代に別れを告げ、無意識のうちにも自分はどんな人間かが気になります。自分に何ができるのか、自分のやりたいことは何か。そういうことを考えだすのが、自己同一性への模索、すなわちアイデンティティ獲得への第一歩になります。

小学生のころは漠然と多様な友だちと交流しますが、思春期になると特定の友だちと精神的な関係を結ぶようになります。友だちを選ぶようになるわけですが、自分が選ぶのと同時に、自分も友だちから選ばれなければなりません。そのためには中途半端であったり、八方美人的であったりするのはNGです。友だちと価値観を共有するためには、趣味だけでなく、未熟ではあっても思想や信条、自己主張を内面に持つ必要があります。

アイデンティティの確立にはモデルが必要で、親や兄、姉、先輩や有名人、歴史上の人物などが対象となります。タレントやアイドル、スポーツ選手などに憧れて、服装や髪型をまねたりする「自己同一化」も見られますが、表面的な模倣は自己陶酔で、アイデンティティにはつながりません。

この時期にはクラブ活動などで仲間との一体感を得て、初期のアイデンティティを得ることもあります。自分の長所と短所を自覚して、集団における位置や役割を認識します。リーダーやサブリーダー、ライバル関係などです。

私は中学校ではサッカー部に入り、一年生のときはその他大勢でしたが、二年生で三番手になり、上級生が引退する少し前にいちばんうまい同級生が転校し、二番手は生徒会活動で退部したため、繰り上げ式で私がキャプテンになりました。するとそれまであまり仲のよくなかった部員も好意的になり、私は自分がリーダー的な立場であることを自覚しました（上の二人が抜けなかったら、そんな意識は持たなかったでしょう）。

一年生のときに好きになった彼女は、テニス部のキャプテンになっていて、三年生の春にあった修学旅行をきっかけに付き合いはじめて、ボウリングに行ったり、互いの家に遊びに行ったりしました。

そのころの私は、自分で言うのも何ですが、明るくまじめでスポーツも勉強もできる優等生で、友だちや彼女にも恵まれ、幸福な中学時代だったと思います。

性の目覚めと性的問題

思春期には第二次性徴が顕在化して、男子は男性らしく、女子は女性らしい体つきへと成長します。

それに伴い性的な興味も増し、性的な欲求も強まります。自慰行為を経験するのもこの時期で、羞恥心や罪悪感、自責の念を抱くこともあり、密かな葛藤を生じます。

同性との健全なコミュニケーションが取れていると、互いの経験を話し合ったり、情報交換することで、安心することもできますが、孤立していると悩みを引きずることになります。今はネットで情報が得られるので、悩むことも減ったでしょうが、代わりに過激な事例や不適切な情報も入りやすく、性意識の乱れにつながる危険性も生じています。

異性への関心が高まり、恋愛感情を抱いて初歩的な付き合いをはじめることは好ましい反応ですが、自由になりすぎると、望まない妊娠や性病、乱交などにつながる危険性もあります。

また、性的欲求が高まりすぎて欲求不満に陥ると、痴漢や盗撮、のぞき行為、不同意性交などの犯罪に至ることもあります。

自分の性的興味や性欲が強いのか弱いのか、あるいは人並みなのかは、比較の問題ですから何とも言えませんが、何となく私は強いのではないかと感じていました。中学一年生のとき、ある雑誌のアメリカの女優を紹介した記事に、「ボインちゃん」と書いてあったのを見て、たまらなく興奮しました。今なら巨乳ということで、写真があったわけでもないのに、言葉だけで妄想が爆発し、狂ったように自慰行為をしたのですから、やはり性欲は強かったのだと思います。

しかし、同時に勇気がないのと、潔癖さや危機管理意識も強かったため、性的欲求を実行に移すのは、かなり先にならざるを得ませんでした。気持ちの上では早くしたいのに、チャンスがない、相手がいない、どうやればいいのかわからない等で、不満を解消できない日々は長く暗いものでした。

容姿にこだわる思春期

第二次性徴の顕在化に伴い、外見に過敏になるのも思春期の特徴です。

鏡を見る回数と時間が増え、熱心に髪型を整えたり、化粧に凝ったり、服装やアクセサリー、時計や靴などのファッションにも強い関心を示すようになります。

そこには自ずと優劣が生じ、優越感や劣等感が複雑に絡み合います。顔の細かなパーツ、身長や体形にコンプレックスを持ち、悩んだり卑下したり、自己嫌悪に陥ったりして、精神の健康を害することもあります。

自分の容貌を過度に貶《おとし》め、強い拒否感を抱くと、「醜形恐怖症」になることもあります。この場合、客観的にはそれほどでもないのに、自らを醜い、魅力がない、人に不快感を与える、怪物のようなどと、過剰に否定します。自分の外見を嫌っているにもかかわらず、長時間鏡を見つめたり、服装や化粧で欠点を隠そうとしたり、経済的な余裕があると美容整形や矯正歯科に何度も通うことになります。重症の場合は日常生活が困難になり、入院加療を繰り返したり、自暴自棄になって自殺に至ることもあります。

好ましい外見でも、内面が疎かになり、かつ優越感が顔に表れたりして、中身のないヤツとして評価が下がることもあります。顔の善し悪しなどは、人間の本質には関係がなく、大人になっていろいろな経験を積めば、人格が顔に表れるようにもなるので、内面を磨くほうが大事だとわかるのですが、思春期にはそこまで理解するのはむずかしいと思われます。

それでも容貌に悩んだことをバネにして、別の価値観に目覚め、勉学やスポーツ、ボランティアや芸術などに打ち込み、内面を高めるケースもあります。

第二次性徴が明らかになることで、身体の性と心の性が一致しない性別不合が顕在化するのもこの時期です。

今はＬＧＢＴＱへの理解も深まり、ひとりで悩むことも以前よりは減っていますが、親に打ち明けにくいとか、周囲の反応が不安だとかいう場合も少なくなく、世間のさらなる理解が求められます。性別不合は本人が悪いわけでも、努力で変えられるものでもないので、こだわりなく受け入れられるべきです。

不登校という概念の発見

不登校は小学生でも見られますが、思春期を迎えるころから急に増えるので、中学生で大きな問題となります。理由は、思春期に起こる心身の変化で精神的に不安定になることや、友人や教師との人間関係が複雑になること、生活の環境が変わること、勉強の内容がむずかしくなることなどが考えられます。

不登校になるきっかけもいくつかあり、生徒間のイジメや暴力、プライドを傷つけられた、学校に居場所がない、授業についていけない、特定の教師に会いたくないなどで、いずれも学校へ行かないことのデメリットより、行かないメリットのほうが大きいという判断に基づいています。

一方で、学校に行かないことのデメリットもわかっているので、当人は葛藤を抱えます。無理に登校させることは解決にはならないどころか、よけいに事態を悪化させる危険性があります。不登校の理由をよく理解し、それに応じた対策を講じなければ、日常に復帰させることは困難です。

私自身も高校二年生のときに、継続的な不登校ではありませんが、何度か意図的に学校を休んだことがあります。成績を上げることに執着して、深夜まで勉強するつもりが、睡魔に負けて寝てしまった翌朝、その日の時間割りを見て、家で勉強したほうがいいと判断したときに登校しなかったのです。少しでも無駄をはぶきたいという焦りのせいですが、そんなことをしても成績は上がらなかったので、結局は空まわりでした。

高校三年生のとき、同級生の一人がいつの間にか学校に来なくなりました。当時（一九七三年）はまだ「不登校」という言葉も一般的ではなかったので、どうしたのかと思っているうちに留年してしまいました。あとから聞くと、精神的に不安定になって、どうしても学校に行けなかったとのことですから、不登校のはしりだったのでしょう。

私の父は、子どものころ学校に行くのがイヤで仕方なかったそうです。しかし、病気以外で学校を休んではいけないという固定観念があったため、仕方なく登校していました。世間で「不登校」が問題になりはじめたとき、父は「最初に不登校をした生徒は偉い。新しい選択肢を発見したのだから」と感心していました。

不登校という概念が世間に広まったせいで、不登校になる生徒が増えたという側面があるかもしれません。

非社会的行動と反社会的行動

思春期には身体の成長で、それまでになかった体力が身につく一方で、精神面での不安定さがあり、良好な環境にないと、健全な社会的行動から逸脱する危険性があります。親からの独立、自我の芽生え、大人社会への反抗、厳しい生活からの逃避、大人になることへの抵抗、逆に大人びた生活への憧れ、同世代への嫌悪や軽蔑など、さまざまな要因で社会的に好ましくない行動に出ます。

逸脱行為には、非社会的行動と、反社会的行動があります。

非社会的行動は、好ましくはないけれど、他人や社会に迷惑をかけないもので、不登校やひきこもり、摂食障害、自傷行為、家出、夜間徘徊、喫煙、飲酒、自殺などがあります。

摂食障害は拒食症と過食症で、過食症でも食後に意図的に嘔吐するので、拒食症と同じくやせている場合があります。容姿を気にする女性に多く、重症の場合は命に関わります。

自傷行為はリストカットや煙草の火の押しつけ以外に、自分を殴る、壁に頭を打ちつける、治りかけた傷をほじくって悪化させる、ピアスの穴を多く開けるとか、髪の毛を抜く「抜毛症」などもあります。

反社会的行動とは、他人や社会に迷惑をかけるもので、暴力、窃盗、落書き、器物損壊、危険運転（暴走族への参加）、薬物依存、痴漢、のぞき行為、ストーカー行為、売春などです。

薬物依存はシンナー遊びや大麻、覚醒剤の使用などで、非社会的行動のようにも見えますが、結果として社会に迷惑をかけたり、購入資金を得るために窃盗や強盗をするなどの反社会性があります。

うそや怠学、同級生や友人に対するイジメ、意地悪、両親や教師に対する反抗、暴言、暴力なども程度の差はあれ、社会的に好ましくない行動とみなされます。

これらの背景には、思春期特有の不安定さや未熟さもありますが、家庭環境と成育過程の影響も小さくありません。高圧的な躾《しつけ》、過度な期待、過保護、甘やかし、無関心など、不適切な子育てがあった場合、思春期に逸脱行為を引き起こす可能性が高いとされます。

不適切な子育てをする親は、自分たちも好ましくない育てられ方をしたケースが多く、不適切養育の世代間連鎖といわれます。思春期の逸脱行為には根の深い原因が潜んでいることが多いので、対応には家庭と学校だけでなく、専門家や施設、警察との連携も必要になります。

未熟な価値観の崩壊

思春期も後期、すなわち高校生になるころには、意識や思考の深化もあり、それまでの未熟な価値観が崩れて、迷いと不安に陥ることもあります。アイデンティティの拡散と呼ばれる状態で、まとまりのある自己像が描けず、これでいいのかと日々の生活に戸惑いを感じたり、些細なことに傷ついたりして、周囲に敵意を抱き、仲間から孤立したりします。

私も高校一年生になってすぐ、同じ高校に進んだ中学時代の彼女にフラれ、その理由がわからずにつらい日々を送っていました。学業でも思うような成績が取れず、クラブと勉強の両立に悩んで、レギュラーのポジションを与えられていたサッカー部を三学期に退部しました。部員からは「根性なし」と罵られ、脱落者として口もきいてもらえなくなりました。

高校二年生になって、むずかしい本なども読みはじめると、哲学的な思想にも触れ、形而上学的な世界に没頭してニヒリズムに惹かれ、人生や世の中に意味も価値もないという極端な思想を抱いたりしました。高踏的になり、懐疑的かつ独善的になって、大人の常識を軽蔑し、俗世間を嫌悪しながら、拡散した自己をまとめることもできず、不安と鬱屈を抱えていました。

そんなふうになったのは、Aという早熟な友人の影響からでした。彼はカントやショーペンハウアー、ニーチェなどを読破し、「真に優れた才能は、それを無駄遣いすることに価値がある。才能を生かして作品を残すのは俗物のすることだ」などと言って、過去にはモーツァルトやミケランジェロ以上にすごい天才が、作品を残すことを軽蔑して消えていったはずだと話していました。

Aは中学も私と同じで、卒業式のあと墓地で道徳の教科書を燃やし、高校では最初のテストでクラストップの成績を取りながら、ロシア文学に傾倒して勉強を投げ出し、成績が下降しても超然としていました。

私は高校二年生のときにAと同じクラスになり、その影響で哲学書や小説を読みはじめ、中学時代の明るい優等生から、陰気で露悪的な高校生に変貌しました。冬には祖父が使っていたマントを羽織って登校し、長髪を逆立て、雨の日でも傘をさすずにわざとずぶ濡れになって歩いたりしました。そのころ描いた自画像を見ると、全世界を呪い滅ぼそうとしているかのような暗い憤怒の表情になっています。

思春期の嵐

これは精神保健学では「思春期の嵐」と呼ばれるもので、不安定な感情、反抗心、怒りや不満によってアイデンティティが混乱した状態です。

当時、私はクラブをやめて勉強に打ち込んだものの、思うように成績が上がらず、前述のような不登校や、睡眠時間をギリギリまで削って勉強して、苦しい思いを持てあましていました。同級生たちは文化祭を楽しんだり、クラブで活躍したり、音楽や映画の話で盛り上がり、青春を謳歌していました。私もそういう時間をすごすべきか、それとも勉強に集中すべきかを迷い、答えが出ないまま宙ぶらりんの状態になっていました。

そんなとき、早熟なAが、明るい青春も地道な勉強も平然と否定して見せたのです。そしてロシア文学に描かれた奥深い思想や、世の中に対する論評を聞かせてくれました。それはアイデンティティが混乱した私には、たいへん魅力的なものでした。

私もドストエフスキーやトルストイを読みはじめ、十分に理解できないまま、高踏的な気分に浸るようになりました。Aといっしょになって同級生を軽蔑し、高慢な性格になりました。勉強は続けていましたが、睡眠時間を削るようなことはせず、成績にもさほどこだわらなくなりました。高校の勉強など、取るに足りない俗世間の話だと軽んじていたからです。

ところが、不思議なことに勉強の手綱を緩めると、逆に成績が上がりだし、模擬試験で名前が廊下に張り出されるほどにまでなりました。私は有頂天になり、ますます高慢になりました。

そして、二学期のある日、自室で中間テストの勉強をしていたときに、ふいに目の前にロシア文学さながらの長編小説が思い浮かび、自分でも止められなくなりました。勉強しなければと思うのですが、メモを取る余裕もないほど場面が展開し、登場人物が動き、しゃべり、物語が怒濤《どとう》のように押し寄せて、私を圧倒しました。内容ははっきり覚えていませんが、自分たちと同じような青年が友情を巡って葛藤するドラマだったと思います。

そのまま床に就き、翌朝起きたとき、私は自分が小説家になるという確信を得ていました。私にとっては強烈なアイデンティティの確立です。

以後、勉強の手を抜いたせいで、高校三年でまた成績が下がり、大学には一年浪人して入って、その後、いろいろ迷ったり挫折したり進路を変更したりしましたが、自分が小説家になるという思いだけは、一貫して揺らぎませんでした。

こういう強いアイデンティティが与えられることがよいのか、悪いのか、それはわかりません。生きていく上で確たる思いは得られますが、夢が実現するまでは満たされない思いにさいなまれ続けましたし、実現しないまま終われば、深い挫折、落胆に襲われたでしょう。人生の終わり近くになって、アイデンティティの崩壊に直面させられるのは、そうとうつらいと思われます。

今でも、もし自分が小説家になれていなかったらと思うと、目の前の地面がかき消えるような不安と恐怖に駆られます。

第七章　ハードな学童期

船出としての学童期

学童期は六歳から十二歳、小学校入学から卒業までの六年間を指します。

この時期は、登下校や授業など時間で区切られた生活がスタートし、学力や身体能力の獲得、仲間集団への参加、学校での居場所作りなどが開始されます。現代ではゼロ歳から保育所に預けられる子どももいますが、保育所や幼稚園では規則や指導も緩く、保育士も擁護的ですから、子どもたちも比較的自由にすごせます。しかし、小学校では生活指導や教育の圧力が強まりますから、小学校入学の時点で社会生活を学ぶスタートラインに立つことになります。

自分がどんな人間なのか、子ども社会の中でどんな位置づけなのか。それを会得していくことは、幼い子どもにとってはかなりハードなミッションです。

幼稚園まではほかの子どもとのちがいなどあまり気にせず、ぼんやりと生きていればよかったのが、学童期になると他者の存在を意識するようになります。勉強のできる子、運動が得意な子、足の速い子、絵がうまい子、歌や楽器の演奏がうまい子、学級委員、スポーツ大会の代表選手、みんなを笑わせる人気者、かわいい子、かっこいい子、目立つ子、目立たない子、裕福な家の子、貧しい家の子、いつも先生にほめられる子、叱られてばかりの子、すぐに怒る子、泣く子、ずるい子、乱暴者、うそつき、ませた子、エッチな子等々。

自分がどう評価されているのかも気になります。ネガティブなレッテルを貼られないよう気を引き締め、周到に気を配り、ほめられると喜び、うまくできると得意になり、失敗したら落ち込み、笑われたら屈辱を感じ、いじめられたら悲しみ、恥ずかしい目に遭ったら消えてなくなりたいと思ったりします。

そういう経験を経て、自己を確立し、六年をかけて自分の生き方を模索する、いわば人生の船出となるのが学童期です。

友だちという他者との関係

小学一年生になったとき、私も得体の知れない緊張とわくわく感に包まれていたのを思い出します。新しい世界に踏み込むような、何か楽しいことがはじまるような、また、競争の予感やいじめられそうな不安もあり、足の裏が地面を踏んでいないような感じでした。

学童期の子どもは、まずはみんなと同じだという感覚を得て安心し、次にみんなより優れている点を見つけて自信を持ちます。優れている点は勉強にかぎらず、スポーツでも絵画でも音楽でも、作文でも話芸でも手先の器用さ、さらには忍耐強さや記憶力、計算力、分析力など、何でもＯＫです。容貌や家柄、親の職業や経済力で優越感を持つと、将来、イヤな人間になる危険性があるので、注意が必要です。

自分に優れている点があるという感覚は、主観ではダメで、客観性を必要とします。それを保証するのが友だちです。友だちとの関係には力の強弱や序列もありますが、広い意味では対等で、互いに認め合い、喜びを共有できるような友だちを持つことが、人間としての成長に欠かせません。

友だちは仲間であると同時に、ライバルでもあり、ときに敵対し、味方を増やそうとして、敵の敵は味方というような関係になったりもします。

子どももなりに悩んだり、和解したり、優越感や劣等感を抱えたりして成長します。つらい体験も成功体験も、すべて大人になってからの糧になるので、落ち込まず、有頂天にならずに、上手に乗り越えていくことが肝要です。

遊びの意義と重要性

遊びにはルールがあり、それに従う者だけが参加できます。

子どもたちは遊びの中でそれぞれの役割を演じますが、それは仲間から承認されたものでなければなりません。ルールをよく知っている者はリーダーとなって遊びを仕切り、上手な者、強い者は手本やヒーローになります。うまくできない者や弱い者は、よい結果を出せるよう努力したり、工夫したりして成長していきます。

遊びがうまくいくと、子どもたちは喜びや楽しさを見出し、精神の健康を高めます。うまくいかなくても、関係が良好であれば、互いに許し合う「許容」、不足を補う「支援」、リーダーを交替する「代理」などが行われます。

関係が不良な場合は、特定のメンバーに対する「攻撃」、だれかに責任を押しつける「非難」、仲間から追い出す「排斥」がはじまります。

学童期の子どもは遊びを通じて友だちから学び、自分の気持ちを伝え、他人を思いやるなどして、倫理感と道徳感情などを習得していきます。

しかし、子どもの成長過程にはバラつきがあるので、だれもが似たような状態で進歩するわけではありません。

私が経験した糾弾

小学一年生になった私は、環境の変化に緊張していましたが、そのうちにみんなに受け入れられたと感じて、元気を取りもどしました。得意なことがあったわけではありませんが、陽気でおしゃべりなお調子者で、授業中もよく騒いで先生に叱られました。

小学三年生のとき、休み時間にみんなでドッジボールをしていて、何を思ったか、私はボールを抱えてラグビーのようにコートを走りまわりました。ルール無視もいいところですが、それを新しい遊びのように感じて、まわりが止めるのも聞かず、ふざけ続けていました。みんなは怒っていたようですが、私はそれに気づかず、楽しければいいというふうに思っていました。

休み時間が終わったあと、ある児童が私のルール無視を先生に訴えました。「久家くん（私の本名）はいつも勝手なことをする」と、名指しで批判したのです。私は何のことかわからず、キョトンとしていました。担任の先生は授業をやめて、「ほかの人はどう思いますか」と、クラスの全員に訊ねました。するとあちこちから非難の声があがり、私は立たされて、糾弾の嵐に巻き込まれたのです。

言われていることは、心当たりのあることでしたが、私としては単なる悪ふざけで、友だちを不快にさせているとはついぞ思っていませんでした。糾弾の声は次第に憎悪に変わり、私は恐怖と情けなさで泣きだしてしまいました。

驚いたことに、それまで私に従属的だった友だちが、私を指さして身に覚えのない悪事を言い募りました。「そんなことはしてません」と言いたかったのですが、しゃくり上げるように泣いていたので、言葉になりませんでした。

先生は私の意見も聞こうとしてくれましたが、やはり何も言えず、それで「久家くんも反省しているようだから」と、この糾弾会の幕を引いてくれました。

私を弁護してくれる友だちは一人もいませんでした。仲がいいと思っていた友だちも、全員が糾弾する側にまわったことが、私にはショックでした。

糾弾会のあとは、またもとの関係にもどりましたが、それからは周囲に気遣うようになりました。つらい記憶ですが、その意味ではよい経験だったと思います。

イジメと学級崩壊

私が小学生のころには、イジメという概念はありませんでした。いじめっ子はいましたが、さほど悪質なものはなく、子ども同士の緊張関係、試練、意地悪などの範囲に収まっていました。

私自身も小学四年生のときに、好きな女の子に関する秘密をいじめっ子のFに握られ、ことあるごとに「あれを言うぞ」と脅されて、長い間、服従を強いられました。Fがいなくなればいいのにと、何度思ったことかしれません。

イジメが社会問題になったのは、不登校やひきこもり、さらには自殺にまで至る子どもが出てきたからでしょう。イジメの内容としては、悪口を言う、笑いものにする、仲間はずれにするなどの精神的なものから、殴る、蹴る、プロレス技をかけるなどの身体的なもの、さらにものを隠す、汚いものを机に置く、金品を要求する、葬式ごっこをするなど陰湿で悪質なものまであります。

からかいやいじりは、やっているほうは軽い気持ちでも、やられているほうが傷つく場合があり、イジメの線引きはむずかしい面があります。

イジメの被害者は守らなければなりませんが、頑張ってイジメに打ち克つことができれば、精神的なタフさを養うことにもなります。

小学校の教諭をしている親戚に聞くと、以前はある程度の継続性がなければイジメとは認定されなかったのが、最近では一回でも当事者がいやな思いをしたらイジメとみなされるそうです。そのため、報告業務が増えてたいへんだと話していました。

学級崩壊も私が小学生のころには耳にしたことがありません。授業中、おしゃべりをすれば注意され、注意されたら静かにするのが当たり前でした。ましてや授業中に歩きまわるとか、教室から出て行くなどすれば、みんなが唖然としたでしょう。それくらいあり得ないことでした。

学童期の子どもは、低学年のときには先生や親を全知全能と感じるので、教えたことに従いやすいですが、高学年になると大人に対する不信や反抗心が芽生えます。それは自立への道筋でもあるのですが、教諭に対する疑念や見くびりなどが生じると、子どもは言うことを聞かず、先生が怒るのを面白がるようになったりします。その状況では、反抗する子どもは制御不能となり、学級崩壊を止めることもむずかしくなります。

学級崩壊を引き起こす子どもは、学業についていけないことを恐れているので、授業を妨害して、ほかの子どもの学力を貶めて安心しようとする側面があります。

子どもが先生の言うことを聞かなくなる大きな要因として、親が家庭で先生の悪口を言うことがあります。子どもがそれを聞いて、先生に対する敬意を失うのです。担任や学校に不満があっても、子どもの前ではそれを抑えないと、自分の子どもが不利益を蒙ることにつながります。

中学受験の功罪

現代では中学受験は特別視されませんが、それがいいのか悪いのかは、だれにもわかりません。

中学受験をさせられる子どもは、四年生ごろから塾通いなどで準備をしなければならないので、ブロイラーのように勉強を詰め込むことに疑問を感じる親もいれば、将来のため、今は我慢と心を鬼にする親もいます。

中学受験は私が小学生のころにもあって、私自身、母親に堺市から大阪市内の中学校に越境入学するための準備をさせられました。母親の考えは、大阪大学に入るためには天王寺高校のようなエリート校に入るのが有利で、天王寺高校に入るには、大阪市内の中学校に入るのが有利という逆算で、これは今の親と同じでしょう。

母は有名な進学塾の塾長に相談し、六年生のはじめから私にあちこちの模擬試験を受けさせました。学校でのテストも常に九十点以上、できれば九十五点以上を取るよう命じられました。

塾などには行きませんでしたが（私のころは塾は勉強のできない子が行くところでした）、通信教育でテストを受けさせられました。自宅で時間を決めて解答するのですが、あまりのむずかしさに焦り、貧乏ゆすりをしたせいでズボンの中に射精したことがあります。もちろん母親には言えず、恥ずかしさと情けなさで泣きそうになりました。

そんな状態ですから、校外模試で母親の期待に添う点数は取れず、進学塾の塾長に「この成績なら、無理に電車通学をするより、地元の中学のほうがいいんじゃありませんか」と言われ、私は越境入学をしなくてすみました。母親は落胆していましたが、私は小学校からの友だちと別れることもなく、クラブ活動も楽しむことができました。

ちなみに私の子どもたちは、私が海外勤務をしたため、日本の学習塾に通うこともできず、長男と次男は地元の公立中学に行きました。娘だけは中学受験をして大阪市内の中高一貫校に行きました。それは本人がそう希望したからです。

さて、中学受験の功罪については、次のようなことが考えられます。

メリット

・早くから努力し、頑張る習慣がつく。
・合格すれば質の高い教育が受けられる。
・合格すれば質の高い友人が得られる。
・合格すれば達成感が得られる。よい意味でのエリート意識が育つ。
・中高一貫校だと高校受験をしなくていい。大学までエスカレーター式に上がれるところもある。

デメリット

・早くから勉強漬けになって、勉強嫌いになる。
・のびのびと育つ機会が失われる。
・不合格だと幼くして挫折を経験する。
・質の高い学校に入ると、悪い意味でのエリート意識が芽生える場合がある。
・親の経済的な負担が大きい。
・塾の送り迎え、電車通学の心配など心身両面で親の負担がある。

メリットには「合格すれば」という条件がついているところが重要です。いい学校を目指して受験するわけですから、合格がむずかしい学校ということで、不合格のリスクを無視できません。幸い合格しても、まわりは優秀な同級生ばかりですから、競争は激しく、入学してからも苦労する危険性があります。

中学受験が吉と出るか凶と出るか、データや統計は参考にはなっても、個人には必ずしも当てはまりません。いい学校に入っても落後する子もいますし、特別なことをしなくても、優秀な成績をあげる子もいます。我が子によかれと思って、いろいろ手を打つ親御さんも多いでしょうが、自分の価値観の押しつけになっている場合は、失敗の危険性が高いと思われます。

ある大手の学習塾では、児童に模擬試験を受けるときは、一科目すむごとに、友だちと「簡単だったね」とか「ほとんどできた」と言い合うように指導していると聞きました。実際にできたかどうかは別にして、そう言い合うことで、周囲の児童を焦らせる作戦らしいです。

小学生のときからそんなあざとい戦略を教え込まれて、はたしてよき大人になれるのでしょうか。

第八章　油断できない幼児期・乳児期

初体験の連続

乳幼児期というのは、ゼロ歳から一歳六ヵ月くらいまでの乳児期と、そこから三歳くらいまでの幼児期前期、さらに六歳くらいまでの幼児期後期に分かれます。その前の生まれて一ヵ月前後は新生児期と称されます。子どもによって発達のスピードは異なるので、区分けはあくまで目安です。

乳児期は自分ひとりで生きていくことができないので、泣くことによって援助を求めます。

幼児期前期には歩いたり話したりという能力を獲得し、着替えや排泄も徐々に覚えて自律性が育ちます。

幼児期後期では幼稚園などで友だちに出会い、遊んだり、コミュニケーションをとったりして自発性が生まれてきます。

いずれも当然のことながら初体験の連続で、大人になってからの記憶には残りませんが、印象は消えてしまうのではなく、フロイトのいう無意識下に入って、その後の人生に影響を与えます。

はじめて食べたもので味覚が影響を受け、はじめて快感を覚えたものが好きになり、やったことがうまくいくと積極的になり、失敗が続くと消極的になったりします。

うそつきと正直も、幼児期の経験によって分かれるのではないかと思います。何かで叱られそうになったとき、うそで叱責を免れた子どもは、うその効用を実感するでしょう。逆にうそがバレて二倍怒られた子どもは、うその弊害が身に染みて、正直になるのではないでしょうか（単なる私の仮説です）。

その意味で、大人はこの時期の子どもへの対応を疎かにしてはいけません。ちやほやするだけとか、十分な関心を向けないとか、感情に任せて気まぐれな対応をすると、子どもの将来に影響する可能性があるので、油断がなりません。

赤ん坊はなぜ赤い？

赤ん坊はなぜ赤いのか。それは赤ん坊が母親の胎内で呼吸をしないからです。呼吸をしないから、酸素は母親の胎盤から得なければなりません。自分で呼吸するより効率が悪いので、赤ん坊は通常以上の赤血球を持っています。だから、生まれてきたとき、赤ちゃんは赤く見えるのです。

この世に生まれてきたとき、赤ん坊は環境の激変を体験します。狭い産道を通るのもたいへんでしょうが、温かくて安全で何もしなくてもよかった母親の子宮内から、寒くて、呼吸をしないと窒息し、皮膚はいつ傷つくか知れず、栄養を呑み込むことも、尿と便を出すことも自分でしなければならない外界に出てくるのですから、大声で泣くのは当然です。

泣くとだれかが世話をしてくれます。抱いてくれたり、布でくるんでくれたり、母乳やミルクを与えてくれたり、濡れたおしめを替えてくれたりして、赤ん坊の苦しみを解いてくれます。そのことによって、赤ん坊は自分は守られているという安心感を得ます。まわりの人を信じていいんだという思い、これを「基本的信頼」といいます。

基本的信頼が得られると、赤ん坊は生きる希望を感じます。それは幸せになれるという確信にもつながり、そのための努力をするよすがにもなります。

逆に、基本的信頼が得られないと、世の中や人生に対する根源的な不信を持ってしまい、その後の成長に大きな問題を抱えることになります。

基本的信頼を強めるためには、乳児は自分が望むように愛されなければなりません。母親が望むように愛するのではいけません。あくまで乳児自身が求めるようにというのがポイントです。

出生後、一、二ヵ月で乳児は笑顔を見せるようになりますが、これは単なる模倣ではなく、親の愛情に対する共感や共鳴だと考えられています。

さらに四、五ヵ月ごろから情緒表現が豊かになり、好き嫌いや拒絶を表すようにもなります。共感や愛情を示されると、乳児は「誇りある自分」を形成するようになります。それは生きる希望をさらに強めることになります。

半年から二歳くらいまでに、乳児は周囲との関わりの中で、社会性の初歩を学びます。母親またはその代理と情緒的なやり取りを繰り返し、互いに思い通りにならない状況で葛藤を生じたりもします。

乳児は不安を感じたり、未知のものに出会ったりすると、後ろを振り返ります。それは母親やその代理に、見守ってくれる存在、適切な指示を与えてくれる存在を求めるからです。そのことによって、乳児は「社会的参照」を育てます。

社会的参照とは、発達心理学の用語で、乳児が新しい判断を行うとき、母親など自分が依存する大人の反応を参考にすることを指します。社会的参照が成立する、つまり周囲の大人から良好な反応が得られると、乳児は安心し、安全を実感します。そのことが、社会的ルールを守る基本姿勢につながるのです。

逆に、社会的参照が成立しないと、乳児は不安になり、後々社会的なルールを守ることや、努力して自分を高めることに価値を見出さなくなります。

こうして見ると、よい人生を送るか否かの種子は、生まれて間もない時期に埋め込まれるということがわかります。

教えて待つ

幼児期前期には自律性が育つとともに、欲望や衝動を自制し、状況に応じた行動を学んでいく必要があります。社会的適応行動の第一歩です。

たとえば、食事のときには座って食べる、ものをこぼさない、静かにすべきところでは大声を出さないなどです。さらに年齢が進むと、公共の場では走りまわらない、外から帰ってきたら手を洗う、出したオモチャは片付ける、咳をするときは口に手または腕を当てる、友だちのオモチャを取らない、ほしいときには「貸して」と言う、順番を守る、悪いことをしたら謝る、何かをしてもらったら「ありがとう」と言うなども教えなければなりません。

このような躾以外にも、積み木や幼児向けのパズル、ブランコや滑り台などの遊び、三輪車や自転車の乗り方、お絵かきや歌、さらには文字や数字の習得など、勉強に近いことも教えていきます。

このとき親にとって大事なことは、「教えて待つ」ということです。愛情深い親は子どもが戸惑ったり失敗したりしたとき、つい手を出してしまいます。子どもは失敗を繰り返すことで、どうすれば失敗しないかを自分なりに試行しているのです。親が手を出せば、考える力、解決する力が育ちません。すぐに手を貸すことを続けていると、子どもはそれに慣れて、自力でやることを簡単にあきらめ、親に助力を求めるようになります。子どもが失敗を繰り返しても、じっと見守ることは意外に忍耐のいることで、せっかちな親にはハードルの高い試練になります。

娘夫婦が幼い孫を躾けているのを見ていても、言うことを聞かないので怒ったり、さっさとしないことにイラついたり、失敗を繰り返すことを嘆いたりしています。感情的になって声を荒らげたり、けっこう早めに手を貸したりしているので、もう少しようすを見たらと思いますが、娘夫婦を成長させるためにも、彼らを「じっと見守る」ようにしています。

見せかけの前進

親がスパルタ式に厳しく育てると、ほかの子どもより早く成長するように見えますが、それはほんとうの成長ではなく、親が怖いから行っているだけになります。「見せかけの前進」といわれるもので、その先の成長を考えると、自立性が育たず逆効果になります。

逆にほめすぎると、子どもはほめてもらいたいためによい子のふりをしたり、親がほめてくれそうなことだけをするようになり、打算的になってしまいます。家庭内でほめられ続けると、自分は優れていると過信し、幼稚園や学校でそれほどでもないと知ったとき、無用な失望を味わうことにもなります。

厳しく育てるのもほめるのも、子育てには大事なことなので、子どもの反応を見ながら、過度に偏らないよう行う必要があります。

また、親の都合で突き放したり、猫かわいがりしたりすると、子どもは親の顔色を見るようになり、やはり自立性が育ちません。親が気分屋であったり、心に余裕がなかったりすると、つい子どもを邪険にしたり、逆に過剰に愛情を示したりして、子どもを戸惑わせます。

子どもが意欲的かつ創造的な成長をするためには、精神面での安定が必要です。「基本的信頼」と「社会的参照」が必要なのですが、親が自分の都合を優先していると、ともに不安定なものになってしまいます。

乳幼児期の記憶

乳幼児期の記憶は何歳から残るのでしょうか。

三島由紀夫の小説『仮面の告白』には、生まれたときの光景を見たという主人公が出てきますが、これはほんとうに覚えているのではなく、そう主張することで、大人に赤ん坊の生まれてくる場所、すなわち女性器について語らせようとする少年の企みだと仄めかされます。

一般には、三歳から四歳ごろに最初の記憶がはじまりますが、それ以前は記憶を司る海馬が未発達なことや、言語能力が未発達のため、記憶として保存されにくいことなどの理由が考えられます。

私自身の最初の記憶は、バスタオルをマントにして、祖母の家の前を歩いている場面で、三歳ぐらいだと思います。幼稚園に上がる前の年、すなわち四歳のときの記憶はいろいろあり、近所の年上の子どもに三輪車の背中を押してもらったことや、母親と遊園地に行ってオムライスを食べたことなど、書きだすとキリがないほどです。

幼稚園に上がると、さっそく好きな子ができ、その子の家に遊びに行きたくて、許可を求める度に拒絶されていました。そのうち、彼女は私の言うことを常に否定することに気づき、「今日は遊びに行ったらあかんよね」と否定的に聞いてみました。すると彼女は一瞬、戸惑ったあと、「いいよ」と言ったのです。この成功体験が、その後の私にどういう影響を与えたのかはわかりません。あまり深く考えたくない記憶です。

マタニティブルーと産後うつ

生まれた赤ん坊だけでなく、産んだ母親にも精神の健康を害する問題があります。

マタニティブルーはそのひとつで、妊娠中にもありますが、多くは出産後数日から二週間前後に起こります。

赤ちゃんが生まれて嬉しいはずなのに、抑うつ気分や不安、不眠、イライラしたり急に泣きたくなったり、自己嫌悪に陥ったりします。原因は出産という大事業をやり終えたあとの気持ちの不安定さや、育児がはじまることへの不安、急激な女性ホルモンの低下などが考えられます。

マタニティブルーは出産後の女性の三〇から五〇パーセントが経験するといわれ、決して珍しいものではありません。なりやすい女性の特徴としては、まじめな人や責任感の強い人、育児に不安がある人、月経前後に不安定になったことがある人などがあげられます。

マタニティブルーはだいたい三日から十日前後で自然に軽快しますから、特別な治療は必要ありません。

一方、産後うつはマタニティブルーと症状は似ていますが、マタニティブルーより重い抑うつ状態で、悲嘆や興味の消失などが数週間から数ヵ月ほども続く状態で、放っておくと育児を放棄したり、赤ちゃんを虐待したり、希死念慮が起こって母子心中の危険性もあるので、専門家の治療が必要です。

子育ては一人目にかぎらず、二人目でも三人目でも、それぞれに不安があるものです。父親の理解と協力が欠かせませんが、それ以外の関わりも重要です。祖父母が同居していたり、近くに住んでいたりすると有利ですが、核家族が主流の現在では、祖父母の力を借りにくい家庭も少なくないでしょう。

育児書やネットの情報も有効ですが、問題が起きてから調べると、バランスを欠いた知識になりやすいので、あらかじめ予備知識として活用するのがいいと思われます。

胎教は有効か

胎教は妊娠中の女性が、お腹の中の赤ちゃんによい影響があると思われることを行うことで、モーツァルトの音楽を聴くとか、美術館に行って名画を鑑賞するなどがオーソドックスなものです。

妊娠十八週から二十五週ごろには胎児は外部の音を認識するようになり、特に母親の声は骨伝導を通じてよく聞こえるといわれます。ですから、安定期に入ったら、妊婦さんは胎児に話しかけるといいでしょう。まちがっても赤ちゃんを否定したり、妊娠を後悔するようなことは言ってはいけません。

母親がリラックスするための胎教もあります。ヨガや瞑想、リラクゼーションなどで、癒やしを感じると胎児の成育にもよい効果があるといわれます。

胎教によって、赤ちゃんの知能が発達したり、特殊な才能が備わったりするかどうかは、科学的に証明されていませんし、論理的にも無理があります。少しでも優秀な子どもがほしいという気持ちもわかりますが、胎教に期待しすぎると、子どもが生まれる前から教育ママ・パパの予備軍になってしまい、生まれてくる子どもがかわいそうです。

よい影響は証明されていませんが、妊娠中の母親のストレスが、子どもに知的障害を引き起こす危険性については、科学的な報告もあります。たとえば妊娠中に離婚したり、身内が重い病気になったり、家業が倒産したり、夫や自分がリストラに遭ったり、家が火事で焼失したりすると、生まれてくる子どもに知的障害が発生するリスクが高まるといいます。

妻の妊娠中に、欲求不満から不貞を働く夫もいるようですが、かわいい我が子を危険にさらす行為であることも承知の上でするべきでしょう。

第九章　現代を悩まずに生きるには

悩みはなぜ生じるのか

人が悩むのは、希望が叶えられなかったり、物事が思い通りにいかなかったり、あるいは思いがけない不運・不幸・不都合に見舞われたときでしょう。

人に嫌われたり、無視されたり、仲間はずれにされたり、仕事の邪魔をされたり、いじめられたり、お金がなかったり、借金が膨らんだり、貸した金が返ってこなかったり、板挟みになったり、相手を怒らせたり、大きな失敗をしたり、悪気はないのに批判されたり、SNSで炎上したり、大切な人や自分が病気になったり、喧嘩をしたり、仕事や家や結婚相手が見つからなかったり、子どもができなかったり、いやな上司がいたり、困った部下がいたり、パワハラ、セクハラ、モラハラなどを受けていたり、ダイエットしてもやせなかったり、健康診断で要精密検査と言われたり、自分の顔や体重や身長が気に入らなかったり、髪の毛が薄くなったり、好きな人に振られたり、いやな記憶が忘れられなかったり、家が狭かったり、トイレが不便だったり、配偶者と気が合わなかったり、不倫がバレたり、不倫をされたり、配偶者がDV、アルコール依存、ギャンブル依存だったり、近所の住人とのトラブルを抱えたり、いやがらせを受けたり、苦情を言われたり、子どものできが悪かったり、子どもが非行に走ったり、不登校、ひきこもり、精神障害になったり、子どもの反抗期が長引いたり、親の介護がはじまったり、親が認知症になったり、自分のしたことが悔やまれたり、自分の人生に価値を見出せなかったり、世の中が理解できなくなったり、生きる意味がわからなくなったりと、誠に悩みのタネは尽きません。

これらの悩み事を、すべて起こらないようにすることは不可能です。であれば、いろいろな問題は起こるけれど、悩まない心を手に入れるほうがいいかもしれません。

つまり、自分自身を変えることです。

だれしも悩みを逃れられない

何やら啓発セミナーか新興宗教のようになりましたが、簡単に賛同してもらえるとは思っていません。そもそも、自分を変えることほどむずかしいことはなく、それが簡単にできるくらいなら、はじめから悩まないでしょう。

ほんとうは悩みを受け入れるのがいちばん手っ取り早いのですが、それが結論なら、何のためにここまで読んできたのかと怒る読者も多いかもしれません。

私自身も、これまでの人生で何度も悩み、落ち込み、のたうちまわるようなことがありました。小説の新人賞で有力視されていたのに落選したときとか、こちらが好意を寄せた人に嫌われたり、誘惑に抗しきれず不適切な行為に及んだり、恥ずかしいことをしてしまったり、仕事が途絶えかけたり、身内が自殺したり、突然死したり、両親がもめたり、仕事で厄介な状況を引き起こしてしまったりしたときです。詳しいことはとてもここには書けません。

そういう人生のつらい状況に悩むのは、避けられないことですが、人生には避けられる悩みもあるはずです。くだらないこと、些細なこと、忘れてしまえば問題ないことなどで、そのような日常的なことで悩むのはもったいないと思います。

思い通りにいかないとか、うまくできないとか、傷ついたとか、ムカつくとか、嘆かわしいとか、当人にすれば重大な問題でも、他人からすればそれほどでもないことも多いでしょう。だったら、当人にとっての重大さを減らせば、悩みも軽くなるのではないでしょうか。

期待値が問題

現実に対して悩んだり、ムカついたり、失望したりするのは、現実と期待値の関係が原因です。現実が期待値より低いと、人は不愉快になります。逆に現実が期待値を上まわっていれば、人は喜び、得をしたような気分になります。現実が期待値と同レベルだと、人は喜びも悲しみもせずに納得します。

今、期待値に対して、現実が上か下かと考えましたが、現実は変わりません。変えられるのは自分の期待値です。だったら、できるだけ期待値を下げることで、悩んだり、ムカついたりすることを減らせるのではないでしょうか。

また、人は予想外のことが起きたときにも悩みます。こんなことになるとは思わなかった、どうしてこんなことになったのか、同情すべきこともありますが、心の準備が足りないと思われることも少なくありません。

私は今、七十歳手前で、さまざまな老化現象と付き合っていますが、さほど悩むことはありません。これくらいならまだましなほうだと思います。そう思えるのは、年を取ったらもっと身体が弱り、あちこち不具合が出て、厄介な病気になるかもしれず、突然、麻痺が起こるかもしれず、いろいろ不都合が起きる可能性について、できるだけ悪い予測を立てていたからです。

危機管理とは最悪の事態に備えることですから、都合のいい準備だけでは危機管理になりません。最悪のことを考えるのは、不吉だとか、縁起が悪いとか思う人もいるでしょうが、考えたからそうなるわけでもなく、心づもりをするという意味では、思わしくない状況を想定しておくことが有用です。

心の準備で世の中は変わる

私は行きたい居酒屋やスーパー銭湯に行くとき、いつもその店が閉まっていたらどうするかを考えながら向かいます。たまたま定休日だったり、店の都合で臨時休業だったりするからです。楽しみの気持ちだけで向かうと、閉店とわかった途端、なんでやねんと不愉快になります。次善の策を考えていると、閉まっていても気持ちは乱れず、逆に開いていたらよかったと思えます。閉まっていることを想定しない人は、開いていて当然ですから、別によかったとは思わないでしょう。

人と待ち合わせをするとき、時間前に行っているのに相手が遅れるとムカつきます。あるとき考えを変えて、私は時間通りに行くけれど、アイツのことだからきっと十分ぐらいは遅れるだろうと、心づもりするようにしました。すると、相手が五分遅れてきても、意外に早かったなとムカつかずにすみます。

行列に並ぶときも、どうしてこんなに人が多いのかと思うとイライラしますが、これは一時間くらいかかるなと長めに見積もっておくと、四十分待たされても、意外に早かったなと感じられます。

編集者に原稿を送ったときも、すぐの返事を期待すると、まだなのかと焦れますが、相手も忙しいだろうし、ほかに急ぎの仕事もあるだろうからと思っていると、落ち着いて待てます。

ずいぶん前ですが、拙著『日本人の死に時』には、死に時は六十歳くらいに設定するのがよいと書きました。それは六十歳で死ぬのがいいというのではなく、そう思っておくと、仮に七十歳で死ぬとしても、十年長生きしたと思えるからです。八十歳まで生きるつもりでいると、七十歳で死ぬと十年早死にだと嘆かなければなりません。それに六十歳を死に時と考えていると、四十歳ぐらいのときに、あと二十年しかないと気が引き締まり、日々を有意義にすごすようになります。八十歳まで生きると思っていると、まだ四十年もあると油断して、日々を疎かにしかねません。そういう意味で、死に時は早めに設定したほうがいいということです。

病気になって病院に行くときも、場合によっては治らないこともあると心づもりしておくと、万一、治らないとわかっても、少しは冷静に受け入れられるでしょう。ぜったいに治してほしいと思っていると、治らないときにショックが大きく、かえって病気に悪い影響を及ぼします。

父は八十五歳ごろ、歩行が覚束なくなって、「こんなに脚が弱るとは思わんかった」ともらしました。それを聞いて、私は今ふつうに歩けているのは、実はとてもありがたいことなんだと気づきました。階段を上り下りできることも、当たり前ではなく、喜ぶべきことなんだと。

悪いことを想定するのはつらいですが、繰り返していると慣れてきます。それどころか、当たり前のことに喜びを感じられるようにもなります。それは〝お得〟なことではないでしょうか。

すべては比較の問題

高速道路でも渋滞するとイライラします。となりのレーンが速く進むと、よけいにイラついて、無理な車線変更をして、あとでもとのレーンのほうが速く進み、歯ぎしりをした経験は私にもあります。

渋滞したときはできるだけとなりのレーンは見ず、ほかのことを考えて、渋滞を頭から追い出します。すると、いつの間にかスムーズに走り出します（私はたいてい小説のプロットを考えます。いいアイデアが浮かぶと、イライラしない上に、時間も無駄にはならず、得をした気分になれます）。

ものは考えようで、同じ渋滞でも、一般道だと車が多い上に信号待ちもあるし、右折車で車が詰まることもあります。それに比べればダラダラとでも動いているほうがましですし、電車だと座れないこともあるし、駅から歩かなければならないので、ずっと座っていられる車のほうが楽でしょう。

私の親戚の母親は、娘が統合失調症の疑いで自殺未遂をしたあと、学歴や容貌や進路に関する希望はいっさいなくなったと言っていました。生きていてくれるだけでいいと、心底、思ったからだそうです。

私も妻の乳がんがわかったとき、かなり動揺しましたが、少し落ち着くと、乳がんならもっと進行の速い臓器のがんよりましだったと思えるようになりました。仮に進行の速いがんになっても、もっと症状の重い難病もあるし、難病のほかにも悲惨な病気や怪我、家族の不幸もたくさんありますから、気持ちを落ち着かせる方法はいくらでもあります。

『老子』の第二章には次のようにあります。

難易相成　長短相形　高下相傾
（難と易は相成り、長と短は相形《あらわ》れ、高と下は相傾く）

むずかしいとかやさしいとか、長いとか短いとか、高いとか低いとか、いずれも比較の問題で、絶対的なものはないということです。いろいろ悩む人は、自分でよりよいものと比べて悩んでいるともいえます。

二千六百年前からわかっていること

新聞の人生相談を見ていると、回答者はまず相談者の悩みに寄り添います。自分の悩みをわかってくれない人の意見など、聞きたくもないと思われるからでしょう。しかし、回答者が悩みを肯定すると、相談者は悩んだことを受け入れてもらえたと感じて、その悩みが解決しても、また別のことで悩むのではないでしょうか。それなら、悩まない体質を手に入れるほうが得策です。

そんなことができるのか。まったく悩まないココロを手に入れるのはむずかしいですが、悩みを軽くするアタマを作ることはできます。それは、「当たり前」の基準を下げることです。

無事これ幸いといいますが、困り事は何もないのが当たり前と思っていると危険です。うまくいって当たり前、理屈通りで当たり前、差別やイジメはなくて当たり前、公平で当たり前、自由で当たり前、安全で当たり前、不正はなくて当たり前、平和で当たり前などと思っていると、危ないです。現実はそんなに甘くないので、当たり前でない状況に直面して、悩まなければならないからです。不条理で不公平で不都合な現実を、理想の状態にしようとするとたいへんです。

私は外務省の医務官としてパプアニューギニアに赴任していたとき、地元の新聞でこんな記事を読みました。首都のポートモレスビーで、唯一、全身麻酔の手術ができる総合病院で、麻酔科が人員不足のため、手術ができなくなったというのです。病気の人には大問題のはずですが、住民は問題を解決するより、そういう状況に慣れつつあると書いてありました。日本でなら大騒ぎになるところでしょう。しかし、パプアニューギニアの人たちは平然と受け入れていたのです。

命に関わることまで受け入れるのはどうかと思いますが、不都合をすべて解決せずにはいられないというのも苦しいでしょう。ある程度のことは解決せずに受け入れる。その「ある程度」の範囲を広げれば、それだけ悩みも解消するということです。受け入れるという解決法は、あらゆる問題に有効ですから。

容貌に悩みを抱えている人は、容貌に重きを置きすぎていると思います。人間の魅力は外見以外にもいろいろあります。

子どもの不出来に悩む人は、生きてくれているだけでありがたいという気持ちを忘れています。

人間関係やお金のこと、さまざまなトラブルで悩んでいる人は、今、健康でいられることのありがたみに気づいていません。

病気で悩んでいる人は、これまでの人生で得たもの、楽しんだこと、よかった経験に対する感謝に気持ちが薄いのではないでしょうか。

そんなふうに考えても、悩みは簡単には消えません。それは何としても現実を変えて、望み通りの状況にしたいという気持ちが消えないからです。

アニメの『手塚治虫のブッダ―赤い砂漠よ！　美しく―』でも、ラスト近くに吉永小百合さんのナレーションで、こう語られます。

「思うがままにならないことを、思うがままにしようとして、人は苦しむのです」

人の悩みの本質は、二千六百年前からわかっていたことなのです。

おわりに

本作は講談社現代新書の『人はどう死ぬのか』『人はどう老いるのか』に続く「人はどう」シリーズの第三作になりました。シリーズを続ける予定はありませんが、今回の本は、大阪人間科学大学の医療福祉学科で、十五年間、講義してきた精神保健学で学んだことを中心に書いています。

精神保健学は「はじめに」にも書いた通り、精神の健康を保つための学問ですから、生きていく上でとても大事なことが含まれています。しかし、学べば学ぶほど、現代の日本では精神の健康を保つのがむずかしいということがわかり、複雑な気分になりました。

特に各年代、ライフステージにおける精神の健康を害する危機は、あたかも地雷原のように拡がっており、一歩踏み外すと人生を台無しにしかねない状況です。子どもから大人への自立、結婚と職業の選択、子育て、親の介護、人生の振り返りなど、無事に通過するのがむずかしい関門の連続です。

その関門を通過すれば安泰かというと、中高年から老年期にかけては、体力、知力、精神力の衰えで、抑うつやさまざまな喪失体験、不如意、屈辱などに耐えなければなりません。

その困難な状況を少しでも上手に乗り切るために、あらかじめ危機の情報を得ておくことが有効かと思い、読者にいやがられるのを承知で、好ましくない話を長々と書きました。

世の中には長寿礼賛や、いつまでも元気で長生きなど、不誠実な情報があふれています。そんな情報をうかうかと信じて、長生きしすぎてから悔やんだり、人生の最後に憮然たる思いを抱えたりするのは、もったいないと思います。

私もぐずぐず悩むことがよくあります。悩んでも仕方ないとわかっていても、悩みは消えません。そういうときは、あきらめて悩みます。

そうするうちに、徐々に悩みを回避する方策が身についてきます。あらかじめ心の準備をしておくとか、感謝の気持ちを忘れないとか、他人と比較するのをやめるとかです。

それで悩みや怒りを小さくできたら、何となく賢明な判断をしたという快感が湧いてきます。

悩みをすべて消し去る方法はありませんが、小さくすることはできます。いろいろ書きましたが、私自身、これから老いるに従い状況はますます厳しくなり、いつか妻や自分の死にも直面せざるを得ず、子どもや孫たちの行く末も決して楽観はできません。あまり長生きをしないほうがいいと思っていますが、そう思い通りにいくとも思えません。

これからはいやなこと、つらいことが増えるにちがいない、そう覚悟することが、逆に「幸せな老後」につながるのではないかと思っています。

末筆ながら、本書も現代新書の高月順一氏にお世話になりました。心からの感謝を捧げます。

二〇二四年八月十二日

久坂部　羊

【参考資料】

▽『仮面の告白』三島由紀夫著　新潮文庫　一九五〇年
▽『ねずみ男の冒険　水木しげる妖怪まんが集1』水木しげる著　ちくま文庫　一九八六年
▽『半島を出よ（下）』村上龍著　幻冬舎　二〇〇五年
▽『日本人の死に時　そんなに長生きしたいですか』久坂部羊著　幻冬舎新書　二〇〇七年
▽精神保健福祉士養成講座2『改訂　精神保健学』
日本精神保健福祉士養成校協会編集　中央法規出版　二〇〇七年
▽新・精神保健福祉士養成講座2『精神保健の課題と支援　第3版』
日本ソーシャルワーク教育学校連盟編集　中央法規出版　二〇一八年
▽『手塚治虫のブッダ―赤い砂漠よ！　美しく―』「手塚治虫のブッダ」製作委員会　二〇一一年

講談社現代新書　2755

人《ひと》はどう悩《なや》むのか

二〇二四年九月二〇日第一刷発行

著者　久坂部《くさかべ》 羊《よう》

発行者　森田浩章
発行所　株式会社講談社
東京都文京区音羽二丁目一二―二一　郵便番号一一二―八〇〇一
電話　〇三―五三九五―三五二一　編集（現代新書）
〇三―五三九五―四四一五　販売
〇三―五三九五―三六一五　業務
装幀者　中島英樹／中島デザイン
印刷所　株式会社ＫＰＳプロダクツ
製本所　株式会社国宝社
定価はカバーに表示してあります　Printed in Japan

N.D.C. 492　226p　18cm
ISBN978-4-06-537225-8

「講談社現代新書」の刊行にあたって

教養は万人が身をもって養い創造すべきものであって、一部の専門家の占有物として、ただ一方的に人々の手もとに配布され伝達されうるものではありません。

しかし、不幸にしてわが国の現状では、教養の重要な養いとなるべき書物は、ほとんど講壇からの天下りや単なる解説に終始し、知識技術を真剣に希求する青少年・学生・一般民衆の根本的な疑問や興味は、けっして十分に答えられ、解きほぐされ、手引きされることがありません。万人の内奥から発した真正の教養への芽ばえが、こうして放置され、むなしく滅びさる運命にゆだねられているのです。

このことは、中・高校だけで教育をおわる人々の成長をはばんでいるだけでなく、大学に進んだり、インテリと目されたりする人々の精神力の健康さえもむしばみ、わが国の文化の実質をまことに脆弱なものにしています。単なる博識以上の根強い思索力・判断力、および確かな技術にささえられた教養を必要とする日本の将来にとって、これは真剣に憂慮されなければならない事態であるといわなければなりません。

わたしたちの「講談社現代新書」は、この事態の克服を意図して計画されたものです。これによってわたしたちは、講壇からの天下りでもなく、単なる解説書でもない、もっぱら万人の魂に生ずる初発的かつ根本的な問題をとらえ、掘り起こし、手引きし、しかも最新の知識への展望を万人に確立させる書物を、新しく世の中に送り出したいと念願しています。

わたしたちは、創業以来民衆を対象とする啓蒙の仕事に専心してきた講談社にとって、これこそもっともふさわしい課題であり、伝統ある出版社としての義務でもあると考えているのです。

一九六四年四月　野間省一

自然科学・医学

1141 安楽死と尊厳死――保阪正康
1328 「複雑系」とは何か――吉永良正
1343 カンブリア紀の怪物たち サイモン・コンウェイ・モリス 松井孝典 監訳
1500 科学の現在を問う 村上陽一郎
1511 優生学と人間社会――米本昌平 松原洋子 橳島次郎 市野川容孝
1689 時間の分子生物学――粂和彦
1700 核兵器のしくみ――山田克哉
1706 新しいリハビリテーション 大川弥生
1786 数学的思考法――芳沢光雄
1805 人類進化の700万年 三井誠
1813 はじめての〈超ひも理論〉 川合光
1840 算数・数学が得意になる本 芳沢光雄
1861 〈勝負脳〉の鍛え方――林成之
1881 「生きている」を見つめる医療――中村桂子 山岸敦
1891 生物と無生物のあいだ 福岡伸一
1925 数学でつまずくのはなぜか 小島寛之
1929 脳のなかの身体――宮本省三
2000 世界は分けてもわからない 福岡伸一
2023 ロボットとは何か――石黒浩
2039 ソーシャルブレインズ入門 藤井直敬
2097 〈麻薬〉のすべて――船山信次
2122 量子力学の哲学――森田邦久
2166 化石の分子生物学――更科功
2191 DNA医学の最先端 大野典也
2204 森の力――宮脇昭
2219 宇宙はなぜこのような宇宙なのか――青木薫
2226 宇宙生物学で読み解く「人体」の不思議――吉田たかよし
2244 呼鈴の科学――吉田武
2262 生命誕生――中沢弘基
2265 SFを実現する――田中浩也
2268 生命のからくり――中屋敷均
2269 認知症を知る――飯島裕一
2292 認知症の「真実」――東田勉
2359 ウイルスは生きている 中屋敷均
2370 明日、機械がヒトになる 海猫沢めろん
2384 ゲノム編集とは何か 小林雅一
2395 不要なクスリ 無用な手術 富家孝
2434 生命に部分はない――A・キンブレル 福岡伸一 訳

心理・精神医学

331 異常の構造——木村敏
590 家族関係を考える——河合隼雄
725 リーダーシップの心理学——国分康孝
824 森田療法——岩井寛
1011 自己変革の心理学——伊藤順康
1020 アイデンティティの心理学 鑪幹八郎
1044 〈自己発見〉の心理学 国分康孝
1241 心のメッセージを聴く 池見陽
1289 軽症うつ病——笠原嘉
1348 自殺の心理学——高橋祥友
1372 〈むなしさ〉の心理学 諸富祥彦
1376 子どものトラウマ——西澤哲

1465 トランスパーソナル心理学入門——諸富祥彦
1787 人生に意味はあるか 諸富祥彦
1827 他人を見下す若者たち 速水敏彦
1922 発達障害の子どもたち——杉山登志郎
1962 親子という病——香山リカ
1984 いじめの構造——内藤朝雄
2008 関係する女 所有する男——斎藤環
2030 がんを生きる——佐々木常雄
2044 母親はなぜ生きづらいか——香山リカ
2062 人間関係のレッスン 向後善之
2076 子ども虐待——西澤哲
2085 言葉と脳と心——山鳥重
2105 はじめての認知療法——大野裕

2116 発達障害のいま——杉山登志郎
2119 動きが心をつくる——春木豊
2143 アサーション入門——平木典子
2180 パーソナリティ障害とは何か——牛島定信
2231 精神医療ダークサイド 佐藤光展
2344 ヒトの本性——川合伸幸
2347 信頼学の教室——中谷内一也
2349 「脳疲労」社会——徳永雄一郎
2385 はじめての森田療法 北西憲二
2415 新版 うつ病をなおす 野村総一郎
2444 怒りを鎮める うまく謝る 川合伸幸

L

知的生活のヒント

M

哲学・思想Ⅰ

66 哲学のすすめ——岩崎武雄
159 弁証法はどういう科学か 三浦つとむ
501 ニーチェとの対話——西尾幹二
871 言葉と無意識——丸山圭三郎
898 はじめての構造主義 橋爪大三郎
916 哲学入門一歩前——廣松渉
921 現代思想を読む事典 今村仁司 編
977 哲学の歴史——新田義弘
989 ミシェル・フーコー 内田隆三
1001 今こそマルクスを読み返す 廣松渉
1286 哲学の謎——野矢茂樹
1293 「時間」を哲学する——中島義道
1315 じぶん・この不思議な存在——鷲田清一
1357 新しいヘーゲル——長谷川宏
1383 カントの人間学——中島義道
1401 これがニーチェだ——永井均
1420 無限論の教室——野矢茂樹
1466 ゲーデルの哲学——高橋昌一郎
1575 動物化するポストモダン 東浩紀
1582 ロボットの心——柴田正良
1600 ハイデガー＝存在神秘の哲学——古東哲明
1635 これが現象学だ——谷徹
1638 時間は実在するか 入不二基義
1675 ウィトゲンシュタインはこう考えた 鬼界彰夫
1783 スピノザの世界——上野修
1839 読む哲学事典——田島正樹
1948 理性の限界——高橋昌一郎
1957 リアルのゆくえ 東浩紀 大塚英志
1996 今こそアーレントを読み直す——仲正昌樹
2004 はじめての言語ゲーム——橋爪大三郎
2048 知性の限界——高橋昌一郎
2050 超解読！ はじめてのヘーゲル『精神現象学』 竹田青嗣 西研
2084 はじめての政治哲学 小川仁志
2099 超解読！ はじめてのカント『純粋理性批判』 竹田青嗣
2153 感性の限界——高橋昌一郎
2169 超解読！ はじめてのフッサール『現象学の理念』——竹田青嗣
2185 死別の悲しみに向き合う——坂口幸弘
2279 マックス・ウェーバーを読む——仲正昌樹